"十二五"国家重点图书出版规划项目

中医优势治疗技术丛书

◆ 总主编 周 然 张俊龙

电 针

主编 袁 叶

编者 师会娟 彭晓泽 张 焱 刘 宁

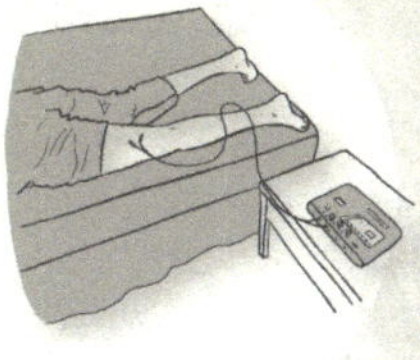

科 学 出 版 社

北 京

内 容 简 介

电针为中医优势治疗技术，全书内容分上、下两篇，上篇概论系统介绍了电针技术的学术源流、电针的基本原理、电针仪的种类及其技术操作规范、电针的适应证与禁忌证、电针的优势及注意事项等；下篇临床应用，介绍了内、外、妇、儿、五官、皮肤等各科30余个常见病的概念、病因病理、临床诊断及该病的电针疗法，全书图文并茂、内容丰富、重点突出、通俗易懂。

本书适用于广大基层中西医医务工作者、中医爱好者及相关研究人员阅读参考。

图书在版编目(CIP)数据

电针／袁 叶主编．—北京：科学出版社，2014．6

(中医优势治疗技术丛书/周 然，张俊龙总主编)

ISBN 978-7-03-041195-2

Ⅰ．①电…　Ⅱ．①袁…　Ⅲ．①电针疗法　Ⅳ．①R245．9

中国版本图书馆CIP数据核字（2014）第128306号

责任编辑：刘 亚 曹丽英／责任校对：郭瑞芝

责任印制：赵 博／封面设计：王 浩

绘图：北京眺艺企业形象策划工作室

科学出版社出版

北京东黄城根北街16号

邮政编码：100717

http://www.sciencep.com

北京富资园科技发展有限公司印刷

科学出版社发行　各地新华书店经销

*

2014年6月第 一 版　开本：720×1000 1/16

2024年7月第七次印刷　印张：11 3/4

字数：217 000

定价：36.00元

（如有印装质量问题，我社负责调换）

《中医优势治疗技术丛书》
总编委会

总 前 言

中医学历经几千年的发展，形成了独特的理论体系和完善的治疗技术体系。其治疗技术体系大体分为两类，一为遣方用药。它被作为中医治疗疾病的主体方法。时至今日，我们中医临床工作者诊疗疾病多处方开药，人民群众也多选择服用汤丸膏散等内服药物祛病疗疾。概因理法方药为中医辨证论治体系的高度概括。二为中医优势技术。翻开一部中医学的发展简史，我们不难看到，人们在经历了长期的无数次实践以后，早在新石器时代，就已经会运用针法、灸法、按摩术、止血法这些原始的、朴素的、简单的医疗技术。从砭石到九针，从针刺到药物贴敷，从神农尝百草到丸散膏丹汤饮酒露的制剂技术，从推拿正骨手法到小夹板的应用，这些都是时代的创造、医家的发明，都是当时社会发展条件下的医学领域的领先技术。经过历代医家的不懈努力和探索，这些技术内容丰富、范围广泛、历史悠久，体现了其临床疗效确切、预防保健作用独特、治疗方式灵活、费用比较低廉的特点，传承着中医学的精髓和特色。

这些优势技术或散见于民间，或零散于古籍记录，或濒临失传，面临着传承和弘扬的两大难题。2009 年，国务院出台的《关于扶持和促进中医药事业发展的若干意见》中就强调指出："老中医药专家很多学术思想和经验得不到传承，一些特色诊疗技术、方法濒临失传，中医药理论和技术方法创新不足。"也有专家痛心疾首地指出，"近年来，中医药特色优势淡化，手法复位、小夹板等'简、便、验、廉'的诊疗手段逐渐消失或失传。"由此可见，传承、发展并不断创新中医技术迫在眉睫、刻不容缓。

近年来的医改实践证明，中医药在满足群众医疗保健需求、减缓医药费用上涨、减轻患者和医保负担等方面发挥了很好的作用，缓解了群众看病就医问题，放大了医改的惠民效果。人民群众对中医药感情深厚、高度信赖，中医药作为一种文化已经深深地渗入中国百姓的日常生活当中。中医的一些技术特别是非药物方法，普通百姓易于接受、也易于掌握使用，可获得性强，适用于广大人民群众的养生保健和疾病治疗，很多人自觉不自觉地运用中医药的理念和优势技术进行养身健体、防治疾病。

传承和发展中医药技术是每一名中医药人的使命担当。正如国医大师邓铁涛教授所说："中医之振兴，有赖于新技术革命；中医之飞跃发展，又将推动世界新技术革命"。我们山西中医学院将学科发展的主攻方向紧紧锁定中医药技术创新，不断深化学科内涵建设，凝练学科研究方向，组建优势技术创新研发团队，致力于中医药技术的研究、开发、规范制定和应用推广，以期推动中医药技术的创新和革命，为人民群众提供更多的中医药技术储备和技术应用。

因此，我们组织既有丰富临床经验，又有较高理论素养的专家学者，编写了这套《中医优势治疗技术丛书》。丛书以中医优势治疗技术为主线，依据西医或中医的疾病分类方法，选取临床上常见病、多发病为研究对象，突出每一种优势技术在针对这些常见病、多发病治疗时的操作规程，旨在突出每一项技术在临床实践中的知识性、实用性和科学性。

这套丛书既是国家"十二五"科技支撑计划分课题"基层卫生适宜技术标准体系和评估体系的构建及信息平台建设研究和示范应用"、国家中医药管理局重点学科"中医治疗技术工程学"和山西省特色重点学科"中医学优势治疗技术创新研究"的阶段性研究成果，也是我们深入挖掘、整理中医药技术的初步探索，希望能够指导基层医疗卫生机构和技术人员临床操作，方便中医药技术爱好者和家庭自疗者参考使用。

2014年3月

目 录

上篇 电针优势治疗技术概论

下篇 电针优势治疗技术的临床应用

上篇

电针优势治疗技术概论

1 电针技术的学术源流

1.1 电针疗法的定义

电针疗法是将针灸与电学相结合，作用于人体经络腧穴，以治疗各种疾病的治疗方法，是针灸学的一个有特色的独立分支疗法。

1.2 针具的演变

针具的最初形成可追溯到石器时代。最初的针具是由细小的天然小石块磨制而成的，这种小石块就是针灸针具的前身，我国古书上称之为“砭石”。《说文解字》注释说：“砭，以石刺病也。”当时，由于生产力低下，人类靠狩猎为生，难免有伤病发生，且居住山洞，阴暗潮湿，多发生风湿疼痛。当身体某处有了痛楚，人们很自然地会用手去按、揉、捶击以减轻疼痛；进而发明用一些小石块叩击身体某些部位或刺出一些鲜血时，疗效更为显著，以后人们就有意地用这种小石块刺激这些部位。为了增强小石块的刺激性，人们还把小石块磨制成尖状的，以进行浅刺出血和割治排脓，从而创造了以石为针的治疗方法。

在用砭石治病的同时，人类更愿意用草木刺来治病。草木刺是当时条件下来源最广，不用磨制的自然生成的尖状物，是一种原始针具之一。“箴”是针的异体字，其“竹”字头说明针与竹木的关系，除草木刺外，也包括竹子、树木的细小尖锐的小片以及后来专门削制的竹针、木针，甚至动物的细小尖锐的骨头制成的骨针等。我国仰韶文化时期，随着陶艺的发展，还出现了陶器针具。人类使用针具治疗疾病从无意识的活动，逐渐发展为有创造性的、有意识的自觉行为。

我国夏商时期已进入青铜时代，政治、经济、文化、医学的发展为针灸学的发展提供了良好的条件，使金属针具的制造成为可能。这一时期，我国已开始出现青铜针具，古代九针也开始萌芽。到春秋战国时期，随着制铁业的发展，出现了铁针。到东汉时期，砭石针具已很少使用。金属针具的出现，扩大了针刺医疗实践范围，使针灸学技术飞速发展。

1968 年，在北满城西汉刘胜（公元前 113 年）墓中出土了 4 根金针和 5 根残损的银针，形状与九针中的锋针、圆利针相似，展示了古代九针的一部分原形，说明九针针具已初具规模。

20 世纪 20 年代初，不少针灸医生仍沿用马口铁针具及金、银针具，20 年代中期承淡安创建了全国第一个针具制造厂，将马口铁针和金、银针的形状、大小及长短等进行了规范，针尾采用铜丝缠绕，并在尾端作 T 形绕法，方便了进针，便于观察捻针角度，由此出现了现代毫针。到今天，随着冶炼技术的提高，铁针已被不锈钢针所代替，现代针具具有坚韧、美观、方便、易于操作等优点。

1.3 电针的演变

金属毫针的问世，为电针发展打下了基础。由于毫针刺入后需要施以刺激手法，以使针刺信息源源不断地进入人体，对患病部位进行调整。但是，徒手手法刺激持续时间短，费时费力。因此，人们不断探索怎样利用现代科学技术与传统的针刺方法相结合，并由此产生了许多新的穴位刺激方法。自从电学问世以来，就有人试图利用电与针刺相结合，这种结合最初产生于国外。中国的针灸在 17 世纪传到欧洲。早在 1810 年，法国医师白利渥慈（Couis Berlioz）就提出过在针上加电的想法。1925 年，Sarlandiere 首次试用电针治疗某些疾病，如神经痛、风湿热等。1915 年，戴维斯（Davis）应用电针术治疗坐骨神经痛，并在杂志上发表论文。1921 年，戈尔登（Goulden EA）医师用电针治疗神经炎等病获得成功，并在英国医学杂志上发表论文。这些勇敢者的创见，正是传统针灸学与电学相结合的萌芽，当时，它仍处于摸索阶段，并未受到足够的重视，因而未被推广。

随后电针技术传入我国，国内 1934 年就有人试制过“电针装置”，用脉冲电针治疗疾病，并在医学杂志上发表论文。唐世丞等“电针学之研究”应是我国电针疗法的开篇之作。由于当时中医受到歧视、压制，此文并未引起广泛重视。余平《金针电疗》一文也载有“针上有电，早为业针灸者所注意，或则未敢轻予试尝，或则未得功效，或则已收功效而未公布，故至今尚未得到统一的结论和精确的方法。”说明由于电针尚属初起，其概念还是模糊的，尚属零星探索阶段。

20 世纪 50 年代，邦德国针灸学家 R-Vel 首次研制成电缇针，日本针灸师中谷义雄提出的良导络疗法等均为电针的发展做出了重要贡献。1949 年，中华人民共和国成立后，党和国家对发展传统医学给予了极大的支持和关注，为包括针灸学在内的祖国医学的发展创造了十分有利的条件，电针疗法也乘此东风，得到了很大的发展。1958 年，陕西学者朱玉龙先生在总结前人经验和自己临床研究的基础上，提出以人体神经分布与经络相结合的“电针疗法”，并著书《中国电针学》，系统阐述了电针原理、方法和临床治疗。此后，许多学者在临床应用电针，扩大了电针的临床应用范围，同时做了大量的临床研究与实验研究，使电针疗法得到了肯定和推广。特别是针刺麻醉研究更使电针的理论和临床应用得到了迅速发展。

电针技术的研究和推广也促进了电疗机技术的开发改进和发展。由于电子学技术的飞跃发展，电子科技人员和有关电子生产部门不断推出一代又一代电针仪。最初的电针设计只是利用电刺激增强和维持针刺时的得气感，随着临床应用的普及，电针具也不断得到更新。在电针治疗的初期，曾经有人用过直流电针仪。由于这种仪器在应用上存在许多问题，所以很快就被淘汰了。20 世纪 50 年代的电针仪基本上有两种，一种是蜂鸣式即感应式电针仪，一种是交流式电针仪。交流式电针仪是利用感应电的工作原理，将交流电降压后，通过感应线圈输出电流，但使用后发现进行治疗很不合适。蜂鸣式电针仪与电铃振动原理相同，能产生法拉第感应电流，它通过机械振荡，将直流电变为脉冲式电流。其优点是结构简单，造价也很低廉，但性能不稳定，输出频率及刺激参数不能根据治疗需要进行定量调节，另外大多用交流电源、造价高、怕震动、体积大携带不便、噪音过大。因此，这两类电针仪也很快便被淘汰了。

20 世纪 60 年代，我国出现了半导体电针仪，它具有体积小、耐震、省电等优点，很快被广泛应用。如半导体脉冲电针机，是由电子电路控制的电脉冲式电针仪，由于脉冲电符合人体生理对刺激的要求，各主要输出参数能根据需要调节，疗效明显，且具有体积小、操作简单、安全等优点因而很快被推广。又如电针仪，脉冲装置采用自激振荡器，可调范围广，抗干扰性好，一直沿用至今。以后出现的韩氏多功能电治疗仪，更采用集成电路，结构小巧，具有多功能，能产生多种波型脉冲电，具有多种穴位刺激方式。

随着电针仪器的不断发展和应用，人们已不是单纯引进现代技术，也更注重在中医理论基础上，实施多技术综合开发，多功能电针由最初的临床治疗逐步发展为用于治疗、针灸、探穴、诊断、手法模拟、科研等方面。人们根据电针和经络原理逐步开发声电、电热、电磁和电动机械刺激，研制出多功能的电疗机，把电针技术推向了一个新的高潮。

20 世纪 70 年代，随着电针的发展，衍生出穴位电极治疗仪。这类仪器主要用电极代替毫针刺激穴位，如日本推出的“SSP”疗法就是用锥形电极刺激穴位以治疗疾病的。欧美则流行“EAV”疗法，又称福尔电针疗法。它采用电极输入低频电流刺激经络穴位。1959 年，中国针灸师用直流感应电疗机做中草药穴位离子透入。我国的针灸治疗仪等，则集电针、锥形电极、电极板、药物离子透入等多种方法于一体。

热学技术与针灸相结合，出现了类似“温针”、“焠刺”等具有温热效应的电热针。它分为传导式温针、枪击式火针、内热式热针。其原理是将电热丝套在针柄上，通过电热丝对针柄加热，以起到“温针”的作用，适用于各种虚寒型病证的治疗；冷针灸器则是利用冷的因子作用于机体或穴位治疗疾病，是根据中医“热者寒之”、“滋阴降火”的治疗原则而采用现代制冷技术制成的电针仪。它们用于治疗糖尿病、乳腺增生、慢性支气管炎、前列腺肥大、胆囊炎等均有良好的效果。

其他，如多功能电子针灸仪，将电子、声及微波技术集于一体，可输出微波、声、电等刺激信号，在产生电针效应的同时，还可产生穴位按压及温热等微波效应。多功能电针仪则集规律脉冲、调制脉冲和电波于一机，使电针针感更为柔和。电子冷热针灸仪可一端发出热量，另一端接收热量，具有针刺、温针、灸疗和冷疗作用。针刺手法仪则可代替人手做针刺手法，能在长时间内不断地刺激穴位，既节省人力，又能保持手法的一致性。这些仪器的相继问世，充分展示了电针疗法从简到繁、从粗到精的发展和演变过程。

电针治疗仪从20世纪50年代结构简单、功能单一的蜂鸣式电针仪逐步发展成集电子、光、热、磁、超声等多种新技术于一体、设计精巧、功能综合的针灸治疗仪，经历了模仿、替代和优化三个阶段。现在电针疗法在全国乃至世界上均已得到较大普及。在实验针灸学上，使用电针方法进行实验的人不断增加。目前，全国各级医院几乎都有电针仪器设备，电针已成为针灸治疗的常规手段之一。“工欲善其事，必先利其器”。电针疗法的发展促进了针灸疗法的发展，电针仪的发展，使针灸学的发展跨向更高的新台阶。

2　电针技术的基本原理

2.1　电针仪的工作原理

目前市场上的电针仪有多种型号，外形不同，功能各异，但它们都有共同的工作原理，都是属于脉冲发生器的类型，故统称为“脉冲电针仪”。

脉冲电针仪的基本结构由电源、方波发生器、控制部分、脉冲波形主振部分及输出和指示部分组成，有的还有“探穴”的功能。仪器的脉冲波形主振部分是间歇振荡器，当间歇振荡器工作时，输出连续波；方波发生器部分是多谐振荡器，产生方波电压输向控制部分；控制部分是射极跟随器，它将输入的方波电压控制脉冲波形主振部分的输出波形；电源部分在以电池工作时，一般用一节4号电池，电压为6V，220V交流电时通过机内变压器降压、二极管整流、阻容滤波得到直流电压。

在设计原理上，采用交替输出正负双相脉冲，两个脉冲波形完全相同和对称，双向交错只是极性相反，从而保证了两个穴位受到同样的刺激量，也绝无因极化而出现断针的事故。该机设计已照顾到低频与高频对阿片样肽分泌的不同作用，以及长期使用固定频率产生适应性问题，为同时发挥E、D两种频率电针的优越性，设计了疏密波输出，可产生较强的镇痛作用。用簇形波代替单个方波，每次可输出两串方波，既保持低频的“电针样”刺激特点，又得到较为温和舒适的感觉。

2.2　电针仪的主要性能指标

2.2.1　主要参数

脉冲电针仪输出的基本波形有方形波、尖峰波、三角波和锯齿波。对典型的脉冲波形的特征，在电子学中给它规定了一些参数，与电针作用关系密切的主要参数有脉冲幅度、脉冲宽度、周期和间歇期。各种波形的电流组有波宽、波幅、周期、间歇期等成分，只是各种成分的时间长短有明显不同，因而出现了不同形式的电流。

（1）脉冲幅度

脉冲幅度又称波幅，是指脉冲电流的高度，也是脉冲电压或电流的最大值与最小值的差，还指它们从一个状态变化到另一种状态的跳变幅度值。其电流以安（A）或毫安（mA）表示，电压以伏特（V）或毫伏特（mV）表示。在电针中，脉冲幅度与电针的刺激强度有直接关系。

（2）脉冲宽度

脉冲宽度又称脉宽。指每个脉冲的持续时间。由于脉冲顶部与低部的宽度不一定相同，所以一般用脉冲幅度50%的持续时间为脉冲的宽度。它决定了电流对机体刺激作用的时间长短。脉冲宽度越宽则给人的刺激量越大。脉冲宽度用毫秒表示。

（3）脉冲周期

脉冲周期是指一个脉冲电流的起点至下一个脉冲电流的起点所占用的时间，周期长则频率慢，周期短则频率快。

（4）间歇期

间歇期是指没有电流出现的这一段时间，即周期与波宽的时间差。

2.2.2 重复频率

单位时间内电流变化的次数即为频率。其单位为赫兹（Hz），也可用“脉冲数/秒”表示。一般根据电脉冲对神经纤维刺激的生理效应，把脉冲的重复频率分为低频、中频和高频三类。运用于电针仪的一般为低、中频范围的交流电流。

（1）低频

低频电流的方向每秒钟变化1～1000次，即1～1000Hz。每一个脉冲都能使运动神经发生一次兴奋，神经纤维兴奋后，有一个绝对反应期，这期间如果给予刺激，都是不能引起刺激的，只有将电脉冲间隔大于神经纤维的绝对不应期，才能再次产生兴奋。这个绝对不应期就人体而言应该大于1毫秒。因此，脉冲间隔只有大于1毫秒，才能产生另一次兴奋，即刺激的低频范围应在1000Hz以下。

（2）中频

中频电流的方向每秒钟变化1000～100 000Hz范围。由于中频的两个相邻脉冲时间间隔小于1毫秒，故在使运动神经发生一次兴奋后的刺激脉冲，可能只影响神经的兴奋水平，也有的可能使神经发生兴奋，但它可以有产热作用。

（3）高频

高频电流方向每秒钟变化已达10万次以上。此时，由于每个脉冲的宽度已低于使神经纤维发生兴奋的刺激时间阈值，故已失去使神经发生兴奋的刺激作用，只有产热作用。

2.2.3 规律脉冲

规律脉冲是指波形、幅度、频率固定或呈周期性重复的有规律的脉冲串。目前，脉冲电针仪适用于治疗的常用波组有连续波、疏密波、断续波、锯齿波等数种。

(1) 连续波

电针仪输出的电脉冲是某一单一固定频率的脉冲序列，它是没有经过调制的脉冲电波。

(2) 疏密波

疏密波为疏波和密波轮流输出的组合波，能够克服单一脉冲易使组织产生适应性的缺点。一般将频率低于30Hz的连续波称疏波；将频率高于30Hz的连续波称为密波。

(3) 断续波

断续波为时断时续的组合波，即将连续波经过矩形脉冲调制后得到的脉冲波序列。

(4) 锯齿波

脉冲波幅度按锯齿形自动改变的起伏波，每分钟16～20次或20～26次，其频率接近人体的呼吸节律。

2.2.4　调制脉冲

调制脉冲电，即基本脉冲的频率或峰值受另一脉冲的影响而发生某种规律性的变化，调制脉冲电刺激人体，在一定程度上可延缓组织对电脉冲刺激产生“适应”的时间，即能延长人体对电刺激产生适应的时间。电针仪常见的调制脉冲，可分为调频脉冲和调幅脉冲两大类。

调频脉冲是某一基本脉冲的重复频率受另一重复频率较低的电信号调制，从而使其重复频率发生有规律改变的脉冲。调幅脉冲是使输出幅度发生有规律性的改变的脉冲。

2.2.5　不规律脉冲

输出脉冲的波幅和重复频率时刻变化，极不规律的脉冲即为不规律脉冲。有的电针仪利用收音机末极输出的语音、音乐、噪音等作为刺激脉冲刺激人体。由于这种电流的波幅、频率时刻变化，极不规律，因此人体不易产生适应，可使组织对脉冲刺激产生适应的时间进一步延长。

2.2.6　输出功率

输出功率是决定刺激强度最本质的因素，电脉冲的输出功率与脉冲的总面有关。因此，电针仪输出脉冲的幅度、宽度和频率等都会影响仪器的输出功率。功率是电流和电压的乘积。电针仪的输出功率一般用毫瓦计量。

2.2.7 输出阻抗

电针仪是通过输出端与毫针连接人体，通过脉冲电流对人体产生刺激，形成电针仪—毫针—人体—电针仪的一个并联回路。此时，针与针间的“极间电阻”为1kΩ左右。若电针仪的输出阻抗为10kΩ，不与人体相连时的电压（即空载电压）为50V。根据欧姆定律可知，接电后，仪器输出脉冲幅度的90%就消耗在仪器本身的输出阻抗上，真正用到人体的有效刺激量只有10%，即5V。因此，某些电针在空载时用仪表检测其输出电压很高，但与人体接通后，输出电压就会下降。一般来说，仪器的输出阻抗越小，仪器的质量就越高。此外，人体的不同部位及深度由于导电率不相同，即电阻值不同，导电时人体极间电阻对仪器输出电压的分压值也会不同。因此，电针仪输出强度旋钮，在同一位置，不同的病人感受到的刺激度，即电刺激量也是有区别的，临床时应根据各个患者的情况来具体确定输出强度旋钮。

2.2.8 刺激强度

电针的刺激强度与电脉冲的频率、幅度和宽度有关，在脉冲频率和宽度固定时，则取决于电脉冲的幅度。多以峰值电压表示，通常不超过20V。也有的用电流或电功率表示。但机体的可变因素很多，以电流值表示更好一些，一般不超过2mA，多在1mA以下，以对电的耐受为宜，过强或过弱都会影响疗效。由于机体对单调脉冲有适应性，故使用单调电脉冲时最好随时调升刺激量。

2.3 脉冲电流对人体的作用

人体组织是由水分、无机盐和带电生物胶体组成的复杂的电解质电导体。当一种波形、频率不断变换的脉冲电流作用于人体时，组织中的离子会发生定向运动，消除细胞膜极化状态，使离子浓度和分布发生显著变化，从而影响人体组织功能。离子浓度和分布的改变，是脉冲电流治疗作用最基本的电生理基础。低频脉冲电流通过毫针刺激腧穴，具有调整人体功能，加强镇痛、镇静，促进气血循环、调整肌张力等作用。

密波：能降低神经应激功能。先对感觉神经起抑制作用，接着对运动神经也产生抑制作用。常用于镇痛、镇静、缓解肌肉和血管痉挛、针刺麻醉等。

疏波：其刺激强调作用较强，能引起肌肉收缩，提高肌肉韧带的张力。对感觉和运动神经的抑制发生较迟。常用于治疗痿证与各种肌肉、关节、韧带、肌腱的损伤等。

疏密波：是疏波、密波自动交替出现的一种波形。疏、密交替持续的时间约各1.5秒，能克服单一波形易产生适应的缺点。动力作用较大，治疗时兴奋效应占优势。能促进代谢，促进气血循环，改善组织营养，消除炎性水肿。常用于镇痛、扭挫伤、关节周围炎、气血运行障碍、坐骨神经痛、面瘫、肌无力及局部冻伤等。

断续波：是有节律地时断时续自动出现的一种疏波。断时，在1.5秒时间内无脉冲电输出，续时，是密波连续工作1.5秒。断续波形，机体不易产生适应，其动力作用颇强。能提高肌肉组织的兴奋性，对横纹肌有良好的刺激收缩作用。常用于治疗痿证、瘫痪，也可用作电肌体操训练。

锯齿波：是脉冲波幅按锯齿形自动改变的起伏波，每分钟16～20次或20～25次，其频率接近人体的呼吸规律，故可用于刺激膈神经（相当于天鼎穴）做人工电动呼吸，抢救呼吸衰竭（心脏尚有微弱跳动者），故又称呼吸波。并有提高神经肌肉兴奋性，调整经络功能，改善气血循环等作用。

2.4　电针治疗机制

电针的疗效是电子和电流、神经和体液、腧穴和经络三方面综合作用的结果。

量子生物学认为，生物电现象是由生命机体中的一种生物电子的变化而形成。它是一切生物机体都普遍存在的电现象，生物电子既具有电子的一般特征，同时又是整个生物体的组成部分。生物电产生的电流波形、幅值、频率，随着组织的不同而各异，神经系统活动可产生神经的动作电位，脑细胞活动可产生脑电，肌肉收缩可产生肌电，胃的运动或胃液的分泌可产生胃电，心肌的活动产生心电，现代仪器通过探测这些不同生物电，可描绘出脑电图、肌电图、胃电图、心电图等。

人体是一个十分复杂、精密的有机体，它处于物理、生物、化学诸因素的动态平衡中。健康人体各器官处于生物压电效应产生的最佳电磁学参数的数值范围之内。如果因为致病因素导致机体受到伤害，就会打破这种动态平衡，出现电磁学参数低于或高于这个范围，就会表现出机体器官的功能失常，人就处于患病状态，由于机体器官与经穴有着特殊的联系关系，也会反映在与之相关联的穴位电压数值发生变化，穴位也会出现压痛、结节等敏感反应，经络穴位均会出现异常的高电阻或低电阻点。因此，现代科技可以通过一些仪器来探测经穴的电阻的变化从而判断机体的患病情况。

人体患病后，如果机体没有能力或暂时不能自行协调恢复。人们就可以利用电子技术与针刺方法相结合的电针疗法帮助机体通过恢复电磁学参数的正常值，以使疾病得到治疗。这种电针的方法就是利用电流和针刺的物理性刺激来达到这个目的，这种刺激仍然是与电子的活动分不开的。

当把金属针刺入人体时，因人体内含有极性很大的水分子、极性蛋白质以及其他许多极性离子，它们与针上构成晶格的铁离子相互作用而产生双电层。这样使得一部分铁离子与金属中的其他铁离子间的键力减弱，离开针而进入与针表面相接近的体液之中。针因失去铁离子而带负电荷，体液因有铁离子进入而带有正电荷。这两种相反的电荷分布的差异便产生针电位。由于针电位产生的电压会通过生物压电效应对针体周围的穴位肌肉组织产生电荷，电荷叠加在穴位原有的蓄积电荷上面，因此，将对穴位电压起到一个调节作用，当针刺得气后，穴位组织的生物压电效应最为强烈，并随着经络的低电阻的液体“管道”，将穴位的电压数值变化的信息迅速传送到相关联的周围组织及所属器官，使其电压数值也随之改变，从病理失衡状态向生理平衡状态转化。同时，穴位外的神经元受到刺激也会产生生物电流，通过逆生物压电效应迅速传到大脑，调整大脑皮质功能的紊乱状态，从而治疗疾病。

祖国医学认为，穴位是“脉气所发”（《素问·气府论》）和“神气之所游行出入”（《灵枢·九针十二原》），是经络气血聚集，出入体表，施行针刺的特定部位，是针灸的刺激点和针灸治疗的基础，是内脏生理功能和病理变化的感受点和反应点。经络则是“所以决死生，处百病，调虚实，不可不通”（《灵枢·经脉》）。它有运行气血、协调阴阳、抗御病邪、反映证候和传导感应，调整虚实的功能。电针作为针灸疗法的一个分支，其用电、用针均是通过人体的腧穴和经络的这些功能来治疗疾病的。

2.5 常见故障及维修

电针机故障最主要表现在治疗过程中患者突然感觉到电针仪没有电流输出而毫针停止颤动，或输出电流不稳定而出现刺激忽大忽小。一旦出现上述现象，应首先将治疗机的旋钮调回到“0”位，关上电针机然后解下治疗电极，拔出电源插头。初步检查一下故障原因，原则是先易后难，逐一检查导线、电路、电源等。一般常见的故障有以下几个方面。

（1）导线

电针仪的导线是最常出故障的地方，如果导线连接不好，治疗用的电流不能通过，从而导致故障。常见的原因是电针夹与导线末端焊接不好，多次使用后，导线末端与电针夹断开，引起电流不通；再就是导线因多次打折，使导线内铜丝疲劳过度而断开。电针夹与导线断开易发现，导线内铜丝断开则需用电流表才能检测出来。如有断头或接触不良，可重新焊接起来即可继续治疗。

（2）输出电路

如果导线的连接没有问题，电针机输出插口仍无电流输出，这表面电针机内部有问题，常见的故障多会出现在电源降压部分、整流部分或发生脉冲电流部分。这类故障应请专门人员检修。

（3）电源部分

电源部分的故障是输入电路中的保险丝容易烧断，从而导致电流不能输入。其原因有三，一是电针机的一部分电路损坏，使电路中的电流量增大，超过保险丝的负荷而烧断；二是由于电针机长期使用，时间过长易使保险丝老化而烧毁；三是民用电路的电压忽高忽低，保险丝不能承受高低压而烧毁。出现故障后，可先换一个保险丝，再测量一下电针机的输出插口是否有电流，如有电流，则说明是上述后两种原因导致，如没有或有后又烧断，就应检查是否是其他电路损坏引起，就要用电流表逐个测量整流或发生脉冲电流部分，以查出原因，及时修理，才能使保险丝不被烧断。

（4）脉冲电流部分或整流部分故障

这两部分故障，应请专业技术人员修理，不能乱拆乱卸，以免导致其他故障。

（5）强度旋钮已达最大，电流仍不足

有时使用电针机时，即使强度旋钮已调到最大，但电流仍然很小，此时应首先检查一下每个接触部位是否有接触不良。如无接触不良，而使用的是交直流转换器，可查一下转换器的电压是否调到相应的电压上，如转换器电压调得过低，可调到6～9V位置，即可恢复正常电流。

（6）开机后无显示及电流

这种情况常见原因有：①供电电源无电；②保险丝烧断；③电源开关接触不良；④导线及接头断开；⑤机内部件损坏。检修时应按原因分别检查电源、保险丝、导线、接头等处，发现损坏及时修理，如系机内部件损坏，应请专业技术人员修理。

（7）显示正常但无信号输出

这种情况常见原因有：电极插头接触不良，电极导线或导线与针夹间断开等。故出现故障后应检查插头，导线断裂应更换导线，导线与针夹间断开应重新焊接，一般即可解决故障。

3　电针技术的器具制备

要进行电针治疗，首先需要电源、变压器、电针仪、电池、毫针、导线等（图1~3）。

电针仪经过几十年的不断改革发展，到现在普遍使用的脉冲电针仪，已具备了性能稳定，耗电少、体积小，刺激频率及强度可随意调节等特点，而且作用时间短，有足够电流或电压强度，刺激强，效率高，因而受到普遍的欢迎。以下介绍临床常用的几种脉冲电针仪。

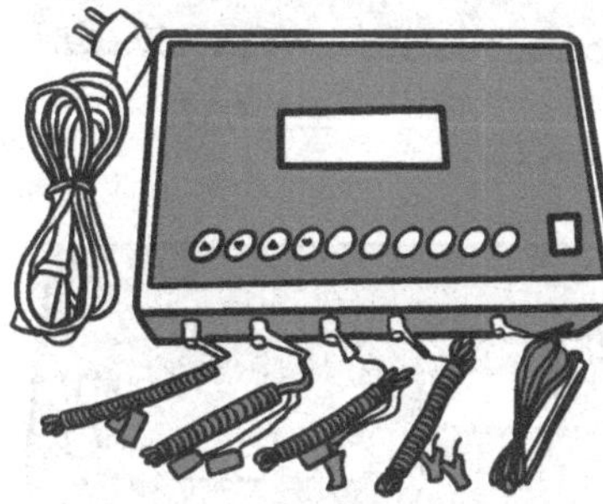

图1　电针仪与导线

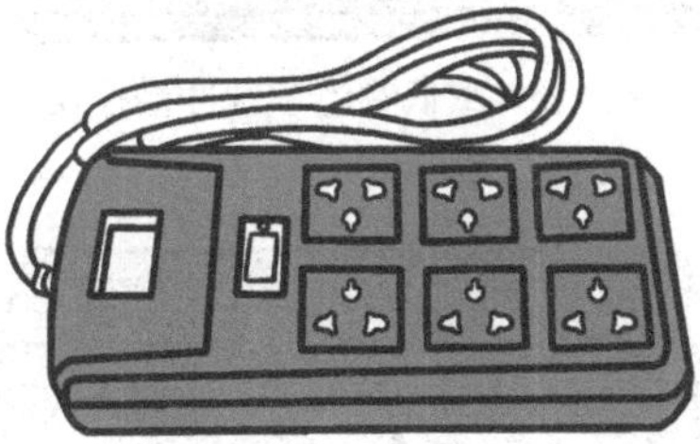

图2　电源插座

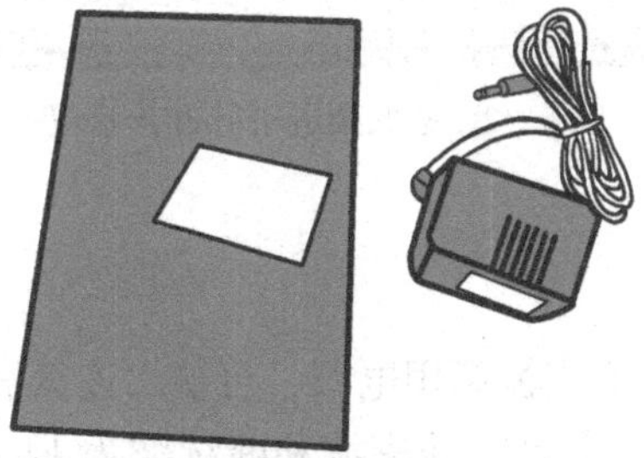

图3　变压器

3.1　治疗仪

治疗仪分1型、2型（带探穴功能）（图4～5）。该仪器采用集成电路，具有体积小，易于操作、便于携带等优点，适用于各类医院。

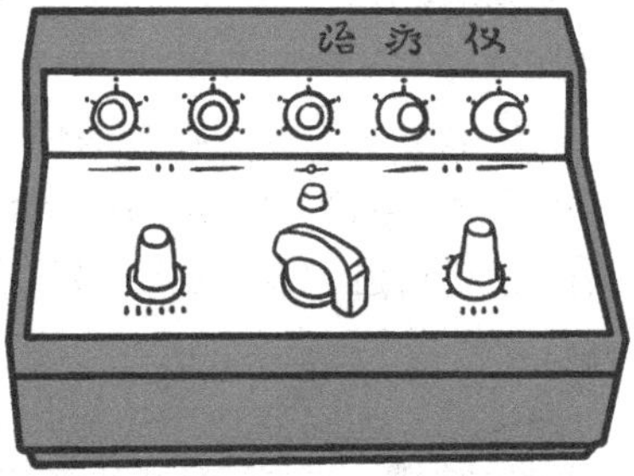

图4　1型治疗仪

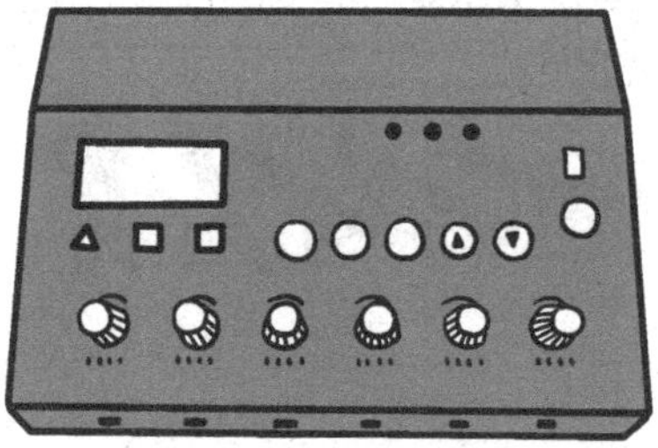

图5　2B型低频电子脉冲治疗仪

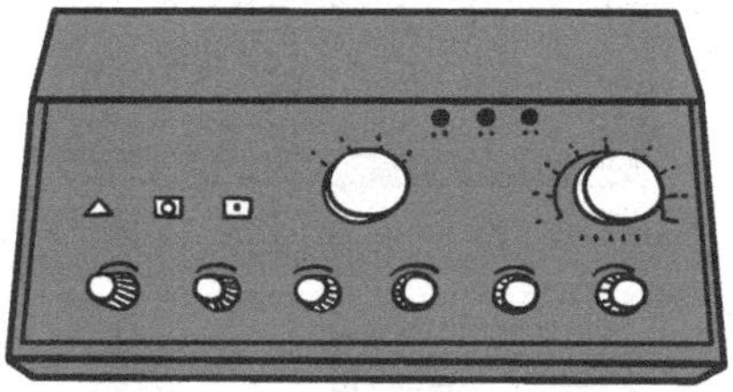

图6　2C型低频电子脉冲治疗仪

3.1.1　技术指标

本机性能比较稳定，交直流两用电源，可输出连续波、疏密波、断续波。连续波频率为160～5000次/分钟，疏密波和断续波为14～26次/分钟。正脉冲幅度为50V，负脉冲为35V。正脉冲波宽为500微秒，负脉冲为250微秒。电源电压：直流电压：1号电池4节，6V；交流电压：200V，50Hz。连续工作时间，使用温度-10～+35℃，可连续工作4小时。

3.1.2 使用范围

该仪器在临床上应用广泛，可用于针刺麻醉、各类神经麻痹引起的肢体瘫痪、高血压、肌肉劳损性疾病及神经肌肉功能的恢复、疼痛、眩晕、呕吐等，对调经、平喘、神经官能症亦有一定疗效，也可用于电兴奋、体表穴位点刺激治疗，2型治疗仪又新研制增加了探穴功能，做耳穴穴区带反应点测定。

3.1.3 使用方法

1）本仪器在未使用前，应首先检查一下各部位旋钮，使之均处于关闭状态，逆时针方向旋到底，旋钮上的白线旋到“0”的位置。

2）本治疗仪电源系交流、直流两用供电，使用交流供电时，只需将电源线扁平插头插入电源插座，机内直流电电池，即自动切断，再将电源线的交流插头插入220V交流插座中仪器就能正常使用。

3）该仪器有5个并排旋钮，中间为频率调节，两旁各个旋钮为强度调节，每支旋钮调节强度是与相应输出插孔相对应的，治疗前，每路输出可根据临床需要和患者的耐受性任意调节。

4）将输出导线夹夹于毫针上，调好波形及强度，轻轻按下定时键，每次一般30分钟，治疗完毕，将各旋钮重新转到“0”位。

5）探穴。置功能波段开关于探穴位置，把输出线带有红色橡胶插头（正端）插入金属“手极”。带有黑色橡胶插头（负端）插入多用手柄孔中，多用手柄另一端装有电极及探针，接通电源，手极与探针相碰发出喇叭声音说明工作正常。患者手握“手极”，医者手握多用手柄非金属部分，把“探针”在人体穴位相应部分探测，触及穴位时喇叭声变尖，穴位也有轻微电刺感。

3.1.4 注意事项

1）更换电池时须注意电池正负极性。

2）输出针夹两端须防止短路。

3）当仪器使用交流供电时，用毕后须切断电源。

4）仪器外壳字样易擦掉，切忌用乙醇及其他化学药品擦抹。

5）接上电源后如开机发现各档位置指示灯不亮（探穴档除外）或部分位置指示灯不亮，表示仪器发生故障，立即切断电源并将旋钮（1）拨向“关”的位置，进行检修。

6）输出线上插头在插拔时均要拿住插头绝缘体插或拔出，禁止扯着输出线拔出。

3.2　多功能电治疗仪

多功能电治疗仪系采用电子集成电路，结构小巧，具有多功能，适合多方面应用的新一代产品（图7）。

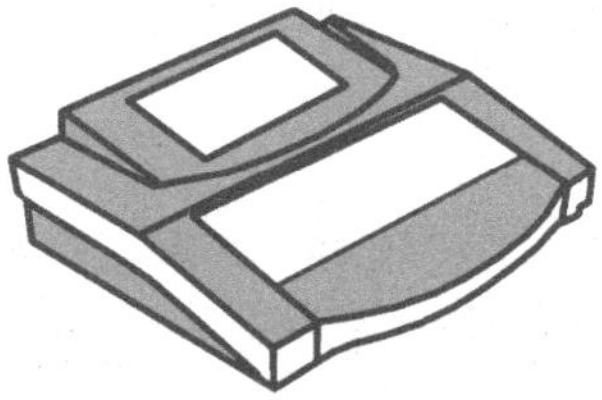

图7　多功能电治疗仪

（1）技术参数

1）脉冲输出幅度：针刺（ACU），250Ω负载以下，0～60mA（电针疗法用）。体表（TENS），1kΩ负载以下，0～55mA（TENS及SSP用）。

2）脉冲宽度：300微秒。

3）频率范围：2～100Hz。

4）调制方式：连续（CONT），2～100 Hz可调。

5）簇形（BURST）：每次发出2串脉冲，脉冲频率15～100Hz可调。

6）疏密波（D-D）：疏波（2 Hz）和密波（15～100 Hz）、脉冲串交替出现，每种波形持续2.5秒，即每5秒为1周期。

7）输出、双路、四电极：双路同步刺激（STNC）或交替刺激（ALT），每对电极的输出持续5秒。

8）电源：内装直流9V电池（6F22）或外接电源。

（2）使用范围

凡是可用针灸法治疗的各种疾病，均可用本仪器治疗。特别对于急、慢性严重痛症及神经系统、运动系统的疾病疗效较佳。

（3）使用方法

1）将（皮表/针刺）选择开关拨向针刺（ACU）位置。

2）将两枚针灸针分别刺入穴位“得气”后，将夹子输出线的两枚钢夹分别在两枚针灸针针柄上，将输出线的另一端插入治疗仪的输出孔。

3）根据治疗需要，选择适当波形和频率，调节强度旋钮，直至产生满意的，并伴有肌肉轻度颤动而无明显疼痛为止。

（4）注意事项

1）治疗前，各调节旋钮需从最小数字开始，以患者耐受为度，逐渐调大，切忌先大后小或忽小忽大，使患者难以忍受。

2）首次治疗，宜选四肢穴位，从弱刺激开始，以便于患者消除恐惧。

3）有心脏疾病者，在胸背及上肢选穴时，同一条输出线上的两个刺激点应选在身体同侧，不宜跨接心脏两侧。

4）对心前区、颈前区、眼区等靠近重要心脏部位的穴位，应避免深刺及强度电刺激。

5）电针治疗过程中，患者若感觉有皮肤痒、蚁走感、局部或全身电传感，无须处理。多于数日后自行消失。症状消失后，可继续电针治疗。

6）仪器停用时，放于阴凉干燥处，勿挤压摔碰。

7）仪器出现故障，切勿自行拆装，以免破坏仪器治疗的安全性，需请专门人员维修。

3.3 高性能针灸治疗仪

高性能针灸治疗仪根据人体经络穴位接受刺激的生理学特征和需要，并针对目前一般电脉冲针灸治疗仪在使用中经常遇到的问题，经过反复论证，精心设计制作而成。

（1）性能特点

1）输出的基本波形为短形脉冲。

2）正负脉冲交替输出工作方式。

3）疏波、密波能量相等的疏密波工作参数。

4）防止误操作安全启动方式。

5）自动定时控制。

6）五路输出互不干扰。

7）工作频率和输出强度指示。

8）交直流两用。

（2）技术参数

1）输出特性：使用连续波时频率 2～100Hz，脉宽 300 微秒，脉冲幅度 0～50V。使用断续波时频率 2～100Hz，脉宽 300 微秒，脉冲幅度 0～50V，使用疏密波时频率：密波 12～100Hz，脉宽 200 微秒，疏波 4～33 Hz，脉宽 600 微秒。

疏密波脉冲幅度0～50V。

2）电源电压：直流电压：2号电池6节，9V；交流电压：220/110V，50/60 Hz。

3）重量：约1600g。

4）外形尺寸：250mm×170mm×100mm。

(3) 使用方法

1）使用前旋钮的正常位置如下：治疗时间旋钮（5）应位于“OFF”位置；五路输出旋钮（9）应全部位于“OFF”的位置。

2）本仪器的电源是交流电、干电池两用供电，使用交流电时只需将插接电源线的线头插入机箱后面的电源插座内，机内的直流电池即自动切断。

3）使用时，将针夹输出线的插头插入输出插孔（8）中，根据使用情况将针夹夹在普通针灸针柄的尾部或夹在固定在一定部位的导电橡胶电极上或锥形电极尾部，而后通电使用。

4）根据需要选择工作方式（波形）和强度。治疗结束，将各旋钮重新转到“OFF”位置。

(4) 使用范围

本治疗仪治疗范围较广，对各种痛经、神经精神疾病及运动系统疾病如肢体瘫痪等均有较好疗效。

(5) 注意事项

1）使用前应检查各个旋钮是否在“OFF”位置上。

2）更换电池时须注意电池正负极性，不能上反。

3）输出针夹两端须防止短路。

4）仪器使用交流电供电时，用毕后须切断电源。

3.4　电针仪

电针仪是针刺治疗和麻醉原理研究与临床实践的科研成果。属于低频电子脉冲治疗仪（图8）。内部电源类、BF型、便携式、普通设备（不防进液），间歇运行工作制。

(1) 特点

1）多用途：用于针刺治疗、针刺麻醉、无针按穴治疗（体表穴位电刺激与电兴奋）、经络敏感测定及生理实验等。

2）信息量大：为防止适应，提高疗效，仪器可输出8种脉冲列波形。仪器有A、B两组，共7路，可同时选择A、B两种不同的频率和波形输出。

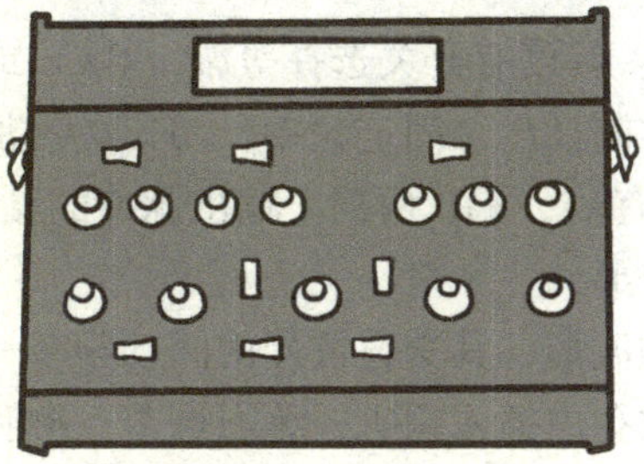

图8 电针仪

3）输出强度大，分离低档，调节均匀，工作稳定，耗电少，各路互不干扰，输出端可结成“并”、“串”以加强刺激，满足不同要求。

（2）仪器性能

1）脉冲脉形：非对称双向脉冲。

2）脉冲频率及宽度：组别：分A、B两组。

倍率（m）：×10、×1。

频率［F（Hz）］：0～2、0～20、0～200。

宽度［T（毫秒）］：0.5、0.7、0.25。

频率误差为额定最高频率的±15%，前置脉冲宽度为额定值的±30%。

3）脉冲幅度：在针刺的人体阻抗条件下（约250Ω），输出脉冲峰值电压不低于10V。

4）脉冲列波形：连续、疏密、间断、起伏、正锯齿、反锯齿、密起疏伏、疏起密伏共8种。

5）输出：A组：1、2、3、4路，其中1、2或者3、4可并成一种输出。B组：5、6、7路，三路可串成一路做无针按穴治疗。

6）电源：直流4.5V（一号电池3节）。

7）外廓尺寸：235mm×170mm×75mm。

8）正常工作及贮存运输条件：仪器工作环境温度范围：5～40℃；仪器贮存环境温度范围：-10～40℃；仪器相对湿度范围：≤80%。运输过程中应防止冲击、剧烈震动和潮湿。

（3）使用范围

1）进行常见病常规电针治疗。

2）针刺麻醉。

3）经络敏感测定。

4）生理实验。

5）动物按穴治疗。

(4) 使用方法

1) 刺激波形的调节：幅度有开关选择等幅（CA）或调幅（AM）两种方式。频率由开关及旋钮控制：F_1（固定频率），F_2（变动频率），m（倍率）。

A、B 两组的倍率共有×1、×10 两档。输出脉冲的频率 $F=mf$。在 A、B 两组分别工作时，可获 8 种波形。

两种频率交替工作的波形，其交替快慢由间动频率（F）调节。

初次使用时，可在插孔内插入喇叭，练习调节。喇叭还可用于检查仪器。

2) 针刺治疗及麻醉：①置“幅度”旋钮于零位。各输出控制开关在个别工作位置（如 1、2），按需要置幅度开关于“高”或“低”侧。“低”为“高”的 1/3。②将输出线插入插孔（1～7）。用夹子夹牢针柄。③调节波形及频率（f_1，f_2，m，CA，AM）。④接通电源（开）。⑤调节“幅度”到合适为止。⑥必要时选用并联（1//2，3//4）或串联（5+6+7），幅度由各路旋钮共同调节。

3) 无针按穴治疗：①采用无针按穴治疗电极，电极杯内填满浸透盐水的棉花。将电极置于相应穴位上，置“幅度”开关“高”侧。②弱刺激时，其操作和“2”相同。由 1～7 孔输出。③强刺激时，由带有“▼”标记的插孔输出，并将开关拨向 5+6+7 侧，定时幅度由三路共同调节。

(5) 注意事项

1) 本治疗仪不能用于埋有按需式心脏起搏器的病人。

2) 已知有心脏病的必须经医生检查和允许才能应用本治疗仪。

3) 在颈前区或喉头两侧要慎用或遵医嘱。

4) 不得对伤口进行电兴奋、体表穴位的电刺激治疗。

5) 本治疗仪不能用于未经诊断的痛性综合病症，以免延误治疗。

6) 在使用本治疗仪器时，不得同时使用高频治疗仪和短波或微波治疗设备。

7) 附件中的电兴奋电极等允许用酒精消毒。

8) 在治疗过程中发现刺激减弱，应检查电池用量是否充足，不足应换电池。

9) 治疗仪输出端不得短路。无用旋钮一律置零，用毕关断电源。

10) 禁止使用任何形式的外接电源，必须使用电池（直流 4. 5V，一号电池 3 节）。如在 2 周内不可能使用仪器，必须取出电池。

3. 5　电子针疗仪

电子针疗仪（图 9）是在传统型系列电子针疗仪的基础上，综合同类产品的优点，集现代微计算机新技术及传统医学针灸经络学理论于一体的新一代电子针疗仪器，具有电针治疗和代替人工按摩等功能。

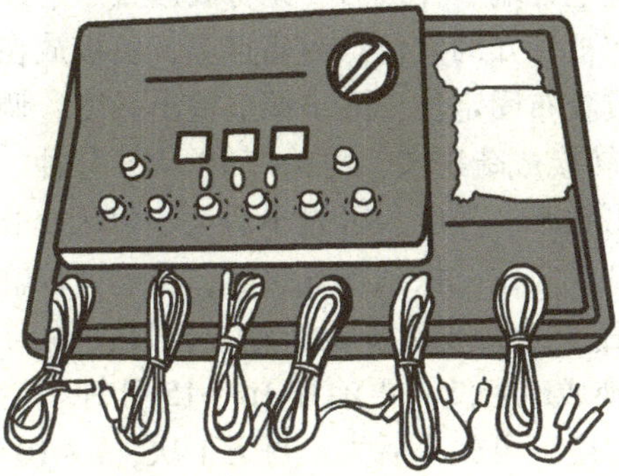

图9 电子针疗仪

（1）技术参数

1）性能：电针、按摩、探穴。

2）波形：非对称双向脉冲波、分连续波、断续波以及疏密波。

3）路数：六路输出。

4）频率：连续波：频率1～100Hz连续可调。断续波：续波频率1～100Hz连续可调。断波时间为10秒，续波时间为30秒。疏密波：疏波频率是密波频率的1/5，密波频率为5～100Hz可调。疏波时间为10秒，密波时间为15秒。

5）输出脉冲频率允许误差：15%。

6）幅度：0～50V可调（接500Ω负载）。

7）宽度：≤1毫秒。

8）电源电压：DC9V（CR14，UMZ）。

9）体积：260mm×190mm×110mm。

10）重量：1000g。

（2）使用范围

本仪器适用于临床内、外、妇、儿、皮肤、眼、五官、骨伤等各科系统疾病100余种。尤其对常见病，如偏头痛、三叉神经痛、周围性神经麻痹、坐骨神经痛、牙痛、肩周炎、网球肘、扭挫伤、肌肉劳损、急性胃痛、痛经均有显著疗效。

（3）使用方法

1）开机：按下电源开关，指示灯发亮。

2）探穴：把开关拨至探穴位置，探穴导线插入输出插孔，被探者一手握电极，医生手握另一极，放在被探者某部位，逐步调节探穴旋钮，根据所发出声音大小、断定穴位点（穴位点的声音应比周围非穴点的音量大，而且是连续声）。

3）电针：①无针（人工按摩）：开机前，应将二路输出强度滑动电位器调至最小，并将开关拨置电针端。开机后，先将波形置于连续波，调节频率至适当位置，把导电正极放在被探知的穴位点或痛点上，负极放在离正极 3cm 或相同的病侧穴位上，用带子或胶布固定住，逐步调节输出强度，调到病人舒适为止，治疗 10～15 分钟，波形转换成疏密波，再治疗 10～15 分钟，在治疗过程中，可根据需要进一步调整输出频率、强度，可先小后大，每天 1 次，7～10 天为 1 个疗程。②有针：用毫针刺入穴位，探到得气感后，将电针仪输出夹子一组或二组夹在针柄上，先将波形置于连续波逐步调节输出强度，调到病人舒适为止，治疗 10～15 分钟，波形转换成疏密波，再治疗 10～15 分钟。治疗过程中，可根据需要选择波形、频率、强度，可先小后大。每天 1 次，7～10 天为 1 个疗程。

（4）注意事项

1）因个人皮肤电阻及穴位、时间不同，电阻值也不同，使用探穴时应逐步调节。使用电针输出时，强度要慢慢调至患者感到舒适为止。

2）婴儿、孕妇、心脏病、恶性肿瘤、急性传染病、活动性肺结核、皮肤溃疡之处，不宜使用。

3）安装电源及外接电源时，注意正负极不能接反。固定地方使用时，应尽量采用外接电源，长期不用时，内装电源应取出。

3.6　治疗仪

治疗仪具有频率调节线性；多路输出采用独立变压器，无严重相互影响，输出回路中采用“分并”、“分串”开关，以提高输出强度；输出铅板电极采用大板极形成提高疗效的特点。

（1）技术参数

1）电源电压：交流电压 220V，50Hz；直流电压 6V。

2）输出波形：正负相针形脉冲的连续波、疏密波、断续波。

3）输出对数：5 对。

4）频率可调范围：连续波频率 4～100 次/秒，高端（100±5）次/秒；疏密波、断续波频率（26±6）次/分。

5）脉宽：（0.5±0.1）毫秒。

6）输出电压：正脉冲大于 40V；负脉冲大于 25V；“串”电压大于或等于 60V；“并”电压小于或等于−60V。

7）外形尺寸：220mm×183mm×90mm。

8）重量：约 0.65kg。

（2）使用方法

1）夹针电极使用：①选定穴位，常规消毒后，用毫针刺入选定的穴位，施以手法，使之得。②将各旋钮置于起始端，“分并”、“分串”开关均应置于“分”位置，“A”、“B”频率电位器均应置于起始端。③将夹电极插头插入输出端，夹针夹在针柄上。④打开电源开关，根据需要选择波形。⑤缓慢增加输出强度，到感到舒适。根据病情适当留针15~30分钟。⑥使用结束后，输出强度旋回起始位置，关掉电源取下针夹。

2）铅板电极使用：①选择好穴位并进行常规消毒，将浸润生理盐水的铅板电极贴于穴位皮肤上。②将各个旋钮置于正常和所需位置。③打开电源开关，选择适宜的波形。④缓慢增加输出强度以患者感到舒适为度。若输出强度不够，可使用“分并”开关。⑤使用结束后，退回输出强度，电位器回到起始端，关掉电源开关，取下铅板电极。

（3）适用范围

本治疗机可用于头痛、舞蹈病、中风、肩周炎、截瘫、腰痛、腰椎增生、坐骨神经痛、三叉神经痛、膝关节酸痛、肌肉萎缩、肢体活动不利等疾病。

（4）注意事项

1）使用仪器前须检查各旋钮是否置于正常位置，无用旋钮应置于“0”位。

2）用完后要关闭电源，各调节旋钮处于起始位置，拨动开关处于“分”位置。

3.7 电脑针灸仪

电脑针灸仪（图10）利用计算机模拟高级针灸师针灸时所产生的酸、麻、胀、重等信号规律，通过自选程序系统，产生200多组匹配效应信号，并自动、分时地作用于人体，治疗各种疾病。

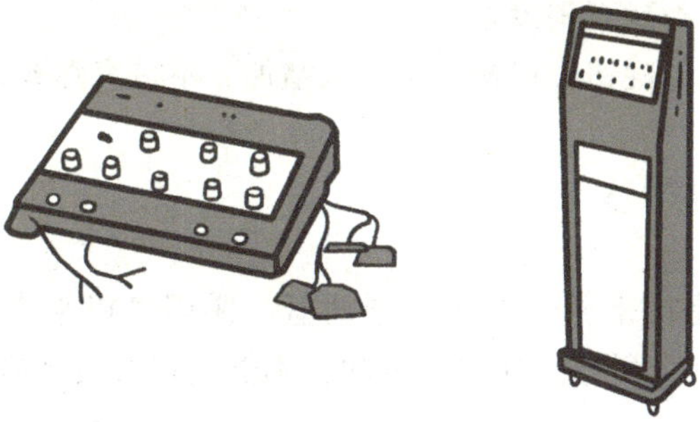

图10 电脑针灸仪

（1）技术参数

1）两路输出，交直流供电。

2）四路输出，交直流供电。

3）频率：（50±1）Hz。

4）直流电压：6～12V。

5）电源：220V±10%。

（2）使用方法

1）使用仪器前将强度旋钮旋至“0位”；计时器及电源开关拨至“断开”位置，将欲使用的输出转换开关处于所需位置。

2）选取穴位并常规消毒，用毫针刺入得气后，将输出线路上的两个夹子分别夹在两枚毫针上。

3）打开电源开关，慢慢调节输出能量旋钮到患者能耐受为止。

4）打开定时器，到治疗时间后，蜂鸣器发出音响，定时灯闪烁。说明治疗到时，此时关掉计时器。将能量旋钮调到零位，取下电极夹子及毫针，治疗结束。

5）一个仪器几路输出，可以和针具联用，可施用于一个患者。也可以在一个患者身上，一部分输出用针具，另一部分输出用电极片（应先调好电极片电量，再施加针刺通电治疗）。治疗结束后，首先拔出针具，再拿去电极片。

6）单独使用电极片治疗，效果不如和电针联用好，用电极片治疗首先用1～2层和电极片大小相似的湿纱布放在穴位上，再将电极压住湿纱布，并用纱布将电极片固定好，即可开机治疗。

（3）使用范围

本仪器常用于治疗中风后遗症、面瘫、三叉神经痛、坐骨神经痛、支气管哮喘、肋间神经痛、膈肌痉挛、胃脘痛、关节炎等病。

（4）注意事项

1）仪器电极间不能直刺接触。

2）使用时，能量旋钮应慢慢由小到大增加，不可突然开大强度。

3.8 开阖枢治疗仪

开阖枢治疗仪是用来调整人体“开阖枢”阴阳气机平衡，并进行治疗的仪器。它具有明确的阴阳关系、次序和方向，不能随意将某卦输出安放在经穴上。

（1）基本性能

1）仪器具有按阴阳消长规律变化8组信号输出：即震、兑、乾、离、巽、艮、坤、坎八路电信号输出。

2）八组电信号能任意组合，循环次数能任意选择，能依次加至各经穴。

3）八组电信号除能反映阴阳变化外，还能体现，“阳九”、“阴六”和初、中、上各爻体现轻、中、重的量感。

4）八组电信号输出能量能从0起，任意调整，最大输出能量能满足刺激要求。其变化速度能均匀调整，调整范围从5秒/卦至15秒/卦。

5）仪器具有供电温针增温用的电信号输出。并具有定时装置，定时范围0～60分钟。

6）仪器能在温度为10～40℃，相对湿度小于80%的环境下，连续工作4小时。

7）仪器采用50Hz，220V±10%交流供电，功耗<40W。

8）仪器重量：约10kg，外形尺寸：370mm×350mm×180mm。

（2）使用方法

1）检查各输出连线是否完好，各输出量调整旋钮应处在“0”位置上。温针和毫针是否完好，如有缺损、腐蚀现象，应予报废。

2）根据患者病情作出正确诊断，并根据诊断开出“开阖枢”处方。

3）根据处方进行针刺，得气后将仪器的8种输出导线连接经穴。

4）调整好处方所规定的循环组数和循环次序。

5）接通电源，按“启动”按钮，观察指示灯，看循环次序和组数是否符合处方要求。再依次调整各卦的输出（应缓慢地增加）至患者感到合适的位置。

6）将定时器调至规定的治疗时间。时间达到后，定时器发出响声，将其旋至“关”位置，再依次将各卦输出量旋至“0”位置后将电源关掉，取下线和毫针。

（3）使用范围

本仪器可升降气机，协调阴阳。适用于外感病、胃病、呕吐、泄泻、胁痛、眩晕、头痛等病症。

（4）使用事项

1）由于本仪器主要调整人体阴阳平衡，所以操作医生应掌握人体“开阖枢”阴阳气机活动规律，才能较好地使用该仪器，取得较佳疗效。

2）在治疗过程中，由于各经穴的阴阳关系受到调整，各经穴的感受量可能发生改变，医生应根据患者要求随时加以调整。

3.9　针刺手法仪

针刺手法仪（图11）可模仿传统针灸手法，取得良好“得气”效应，捻针省力、运针均匀，可保持较长时间针感。还可随意调节针刺频率，对针麻临床和原理研究及针刺手法研究很有价值。

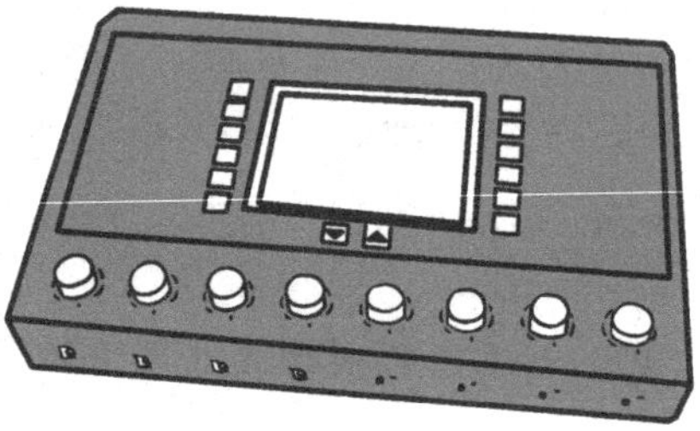

图 11　针刺手法仪

（1）技术参数

1）频率可调范围：0 ~ 300 次/分。

2）捻转角度：0° ~ 360°可调。

3）提插幅度：0 ~ 1cm 可调。

4）电源：交流电压 220V，50Hz。

（2）使用方法

1）根据病情选取适宜的穴位，常规消毒后，刺入毫针，并使之得气。

2）将仪器导联线夹夹于两根针刺好的毫针针柄上，打开电源开关，调节适宜的刺激量，按下定时器按钮。

3）达到需要的治疗时间后，先将捻转、提插键调至零位，然后关上电源，取下导联线和毫针。

（3）使用范围

本手法仪适用于各种外科手术的针刺麻醉，如胃切除、肺切除、甲状腺手术、子宫切除、视网膜剥离及骨科手术等，也可应用于针灸临床的治疗如三叉神经痛、坐骨神经痛、痛经等，具有很好的镇痛效果。

（4）注意事项

1）刺激强度要逐渐增加，不能突然增加过快，以免使肌肉突然发生痉挛，造成弯针、折针。

2）仪器须定时检修，调整簧片，以保证工作正常。

3）仪器电极间注意不要直接相碰。

3.10　全能脉冲电疗仪

全能脉冲电疗仪（图 12）是以中医经络为依据，以生物电原理为指导，运用现代电子技术制成的脉冲电疗仪。具有针灸、按摩、脉冲磁疗、穴位探测等多种功能。

（1）技术指标

1）功能：探测穴位、按摩、针灸、脉冲磁疗，定时医疗装置。

2）脉冲波形：连续波、疏密波、断续波、起伏波、呼吸波。

3）频率：0～100Hz 可调，峰压大于 80V。

4）电源：直流电：2 号干电池，6 节或直流变压器 9V。

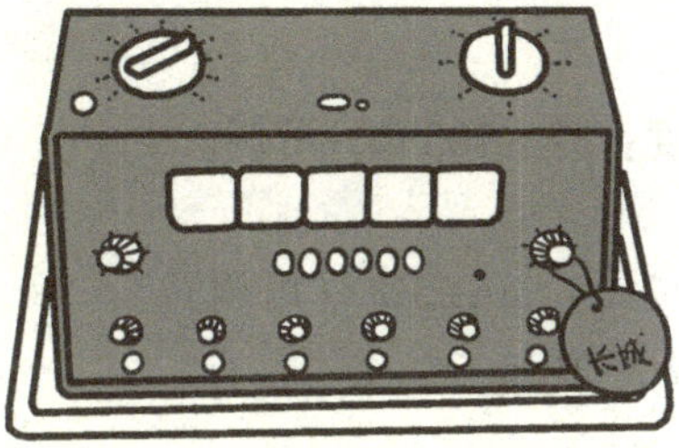

图 12　全能脉冲电疗仪

（2）使用方法

1）探穴：将探测导联线插入探测插孔，打开开关，按下探测鸣响器。患者手握导联线阴极，医者持探笔在患者穴位进行探测，根据鸣响声判断穴位良导点。

2）按摩：将按摩导联一端带有按摩器极系于人体患部或穴位，一端插入脉冲电疗仪，·打开旋钮开关并定好治疗时间，调节适当的刺激量。

3）电针：根据病情正确选择穴位，常规消毒后，刺入毫针并使其得气，将导联线一端插入电疗仪，另一端夹在毫针针柄上，打开开关旋钮并定时，缓慢调节刺激强度。

4）脉冲磁疗：将带有磁片的一端贴于痛处或穴位上，打开开关旋钮并定时，调节适当的脉冲刺激强度。

（3）使用范围

该仪器对人体运动系统、神经系统有调节作用，能舒筋活络，通利关节，改善循环，行瘀活血，镇痛止痉，促进新陈代谢，增强身体抵抗力。可用于头痛、牙痛、三叉神经痛、落枕、失眠、肩痛、四肢麻痹、肋间神经痛、腰痛、坐骨神经痛、阳痿、挫伤、运动后疲劳等。

（4）注意事项

1）本电疗仪具有多种功能，应用时应有所选择。

2）本仪器可用于女性面部美容及减肥。特别适合心脏病兼肥胖者，对其他针灸适应证也同样适宜。

3）应防止针夹、导线相触引起短路。

3.11　电热针

电热针（图 13）是根据祖国医学经络学说及针灸的“焠刺”理论，结合现代电子技术制成的一种可产生热量，通过针具刺入穴位或局部肿瘤以治疗疾病的治疗仪器。

（1）技术参数

1）特殊针具尖部温度：37～700℃，可调。

2）输出电路：6 路。

3）工作电流：（40～260）mA±5%（可调）。

4）电源：220V±10%，50Hz。

5）功耗：约 45W。

6）环境温度：0～40℃。

7）持续工作时间：4 小时。

8）外形尺寸：330mm×220mm×100（75）mm。

9）重量：6kg。

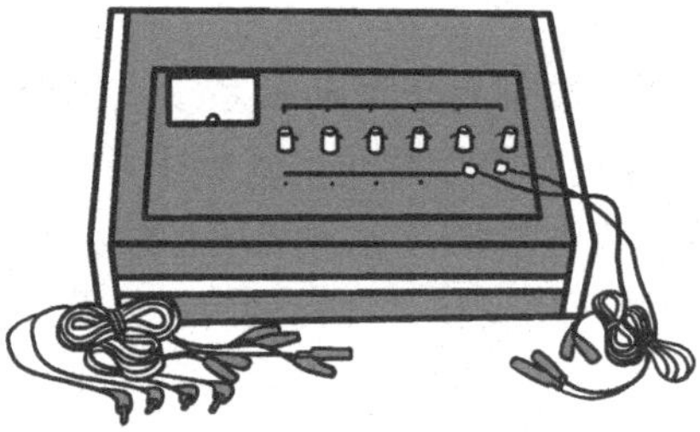

图 13　电热针

（2）使用方法

1）按传统针灸方法辨证选穴，针刺并使之得气。某些疾病如浅表肿瘤，针具可刺在病变部位周围。

2）将仪器的输出调节旋钮调节至最小位置，按下分路电流检测开关最左边的一档。

3）按使用针具多少来确定输出电缆线的根数。将其一端分别插入输出插座中。本仪器的输出路线用色块表示，分路电流检测开关下面的色块和输出调节电位器上面的色块相同表示为同一路。

4）按下电流开关，面板上红色指示灯亮。

5）调节各路输出电流，如调节第一路，色块标志为“军绿色”，先按下分路电流检测开关，慢慢调节对应输出调节旋钮，电流随之上升，以患者有温热感，但无刺痛感为宜。

6）当调节第二路（或第二根针时），应先按一下分路检测开关最左边的一档，即复位键，使第一路的电流检测按键复位，再按第二路分路电流检测开关，再按上述调节方法进行。

（3）使用范围

虚寒诸证、脾胃病、风湿病、腰腿痛、妇科病、甲状腺囊肿、颈淋巴结核及浅表肿瘤等。

（4）注意事项

1）在使用中实现分路电流检测开关之间的转换，都必须先按复位键。

2）当针具刺入穴位，如无温热感觉，应注意仔细检查、发现不发热的原因。

3.12 温针灸仪

温针灸仪具有温针、温灸和药灸的多种功能，适用于临床多种疾病。

（1）技术参数

1）电源：交流电 220V±10%，频率 50Hz。

2）重量：小于 2kg。

3）外形尺寸：180mm×146mm×X68mm。

4）加热时间：60 分钟。

（2）使用方法

1）将温针柱的插头插入相应插孔，接通电源，按所需时间开好定时器，电源指示灯亮，表示线路接通。

2）根据患者病情选好针刺穴位，用毫针刺入，探得针感。

3）将温针柱接到扎好的毫针柄上，由有引线的一端套入，经瓷管到针夹，使针夹夹住毫针即可。温针柱加热器要离皮肤 1cm 左右，以免烫伤。为使升温加快，可将温度控制旋钮调至稍大的刻度上，过片刻再调至患者感到舒适为宜。

4）温灸片可用纱布数层或用药液浸湿的纱布，包好放到需灸的穴位上，用胶布固定好，控制适宜的温度。

5）使用药灸盆应先将药粉调成糊状，或用药液浸湿的纱布均匀地平铺于盆内，盖上被子，放在需灸穴位上，温度控制适宜。

（3）使用范围

本仪器可用于祖国医学虚寒证的各种症状及慢性疾患。

(4) 注意事项

1）须先使毫针得气再连接温针柱。

2）应用温灸片或药灸盆时，应注意调至适宜的温度，以防烫伤。

4 电针技术的技术规范

电针疗法的取穴和配穴主要以中医理论为基础，在辨证施治原则指导下，结合经络穴位的功能和特点进行。同时，应结合现代医学和物理学的特点取穴和配穴，以取得更好的疗效。

4.1 取穴原则

正确的选取穴位与疗效的好坏有十分密切的关系。电针取穴的主要方法有辨证取穴、循经取穴、局部取穴、神经节段取穴、微针法取穴、经验取穴等。

4.1.1 辨证取穴

辨证取穴，即根据四诊综合分析全身症状体征，通过脏腑、八纲、三焦、经络等辨证方法，来确定疾病的病因、病机、病位和相应的治疗法则，进而选取相应的穴位进行电针治疗。

4.1.2 循经取穴

循经取穴是根据经络循行的理论为指导进行的一种选穴方法，是针灸治病选穴的基本规律和重要方法。分为两种情况：一是某一经脉发生病变，就在该经取穴，首先要根据辨证明确病变脏腑及经络，即选此经穴位电针，即所谓“辨证归经，按经取穴”。如胃脘疼痛，病在胃经，选取胃经的足三里电针；二是选取经过病变部位的经脉上的穴位，即“经脉所过，主治所及”。如腰背有疾，因足太阳经经过腰背，取该经穴位委中等。

4.1.3 局部取穴

局部取穴就是在病灶局部、痛点以及内脏病变相对应体表投影部位选穴进行电针。它是根据每一穴位都能治疗所在部位的局部病变和“以痛为腧”的特性确定的。旨在就近调整受病经络、器官、脏腑的阴阳气血，使阴阳平衡。局部取穴有三个含义：① 在病灶局部取穴。如腱鞘囊肿在囊肿上刺入两根毫针，加以电针；②在痛点处取穴，即哪里按压疼痛就取哪里。如棘上韧带损伤，就在压痛最明显处电针；③选取内脏病变在体表的投影部位取穴。如胆囊炎取承满，胃炎取中脘。

4.1.4　按神经分布取穴

按神经分布取穴，就是按照神经学说，在脑和脊神经及其神经丛、神经下通路上取穴。有人曾具体研究了324穴5cm针周范围内的神经分布，结果发现323穴均由脑或脊神经支配，且与相关脏器神经同属一脊髓节段，或在该内脏所属神经节段的范围内，就连表里两经穴位的支配神经也基本隶属同一神经节段，十二经脉的四肢穴位也通过周围神经到过相应脊髓节段与交感神经相连。《灵枢·卫气》指出："气在胸者，止之膺与背俞；气在腹者，止之背俞与冲脉。"这样的划分，与现代的神经节段划分是非常相似的。故临床上按神经分布取穴也成为电针常用的取穴方法之一。如三叉神经痛，第1支痛取其分布区的阳白、鱼腰、太阳；第2支痛则了其分布区四白、迎香、巨髎；第3支痛取分布区颊车、下关、承浆；坐骨神经痛取环跳、委中、阳陵泉、昆仑等。

4.1.5　微针法取穴

微针穴是在特定部位所有的腧穴。微针疗法是系列局部全息刺疗法的总称，包括头针、眼针、手针、足针、耳针、腕针、面针、鼻针、项针、腹针、背针等，大多数微针疗法都有特定的穴位。其取穴原则有：①取患侧病内脏及器官相应的腧穴，如咳嗽、支气管，眼针取肺；外踝扭伤取耳穴踝等。②根据中医辨证施治理论取穴，如眼病，证属肝火上亢则选耳穴肝等。③根据西医理论取穴，如风湿性关节炎取肾上腺穴以抗风湿等。④根据患病部位分区取穴。如胸痛取眼针上焦区、腕踝针上1或3穴；小腹痛取眼针下焦区，腕踝针1或2等。

4.1.6　经验取穴

经验去穴就是选取根据长期临床实践摸索出来的对某些病有特定疗效的穴位。电针疗法也和针灸理论一样大量来自实践，许多医家都有一些成熟的临床经验，对一些穴位和配位的特殊疗效有独到见解，吸取这些经验和成方，是电针疗法的重要方面，许多成方和穴位都是通过长期实践，不断地总结经验，找出有效穴位和部位进行电针，往往效果很好。

4.2　配穴原则

配伍是根据不同病证的治疗需要选择主治相同、相似或起协同作用的穴位配穴，以发挥其协调治疗作用。

4.2.1 本经配穴法

当某一脏腑、经脉发生病变，即选该脏腑、经脉的穴位相配，就叫本经配穴法。这是遵循“不实不虚以经取之”的治疗法则所确立的，也是“循经取穴”的具体运用。多用于本经脉及所过部位、所属脏腑产生的疾病。这种配穴方法，可以单独取一穴，也可是2个以上穴位配伍。如哮喘属肺病，选用本经鱼际穴。又如腰痛，疼痛部位属膀胱经，则取该经经穴肾俞、委中电针。

4.2.2 异经配穴法

异经配穴有两种含义，一是某一脏腑经脉发生病变，既取本脏腑经脉的穴位，同时取另一经穴位相配，以产生协同兼治作用，如心律失常，即取本经穴神门以益心镇静，又取足太阴经穴三阴交补养血，以达养阴补心的作用。二是某一脏腑、经脉发生病变，却选该经脉以外的经穴进行配伍，如治疗失眠不取心经腧穴，而取心包经内关、足太阴经三阴交及安眠等穴相配。

4.2.3 前后配穴法

前后配穴法又称“腹背阴阳配穴法”，是以身体前后部位具有相似作用的腧穴相互配伍的方法。前，是指胸腹部；后，是指背腰部，两部分的腧穴相配合以产生增强疗效的协同作用。这是根据“脏腑腹背，气相通应”的理论确定的，其中最有代表性的是俞募穴相配。如治疗胃病时，取腹部的募穴中脘，在背部取胃的俞穴胃俞穴配合电针。当然，也可根据病情选用胸腹部及腰背部的其他穴位相配。如治疗气管炎，取背部风门，配胸部膻中穴等。

4.2.4 远近配穴法

远近配穴法即近部取穴和远部取穴配合使用。这是根据标本、根结和经气上下、内外有对应作用的原理确定的。即头胸腹之“结”患病，不但取头胸腹本部位的穴位，同时取四肢的“根”的穴位相配合，如治疗肠炎，既取邻近的穴位天枢，又取四肢的上巨虚和合谷穴。相反，四肢之“根”有病，不但取四肢本身穴位，同时取头胸腹之“结”的穴位相配合。如治疗膝关节疼痛，既取局部穴位膝眼，又取腰部穴位肾俞。

以上配穴方法，临床上不是孤立的，往往一个配方处方，包括了多种配穴方法。如内关配阳陵泉，既属异经配穴法，也属上下配穴和左右配穴法，这种配穴的目的，是为了形成一种前后、左右、上下、远近的相互呼应的阵势交通阴阳，沟通各经气血，来达到协调脏腑气血阴阳以治疗疾病的目的。临床运用可酌情选用。

根据电流回路要求，电针治疗应尽量成对，邻近配对取穴，这就是电针的配伍方法应具有的特点。如在选用针刺治疗处方中主穴的同时，亦选其邻近的配穴与其主穴成对。例如，胃痛在选用足阳明胃经的足三里时，亦应取同侧足太阴脾经的公孙穴以配对。因此，在取穴和配穴应注意这方面的因素。

5 电针技术的操作规程

电针的操作者要具有丰富的传统医学针灸的知识和熟练的针刺技术，且有电学、电子技术的基本知识和电针仪的操作能力，特别对电针的操作程序和方法要有全面的掌握。

5.1 电针前的心理准备

5.1.1 医生的心理准备

《灵枢·本神》也说："凡刺之法，必先本于神。"《灵枢·九针十二原》："粗守形，上守神。"意即"粗工"只知拘守针法和病变部位治之，而"上工"则在针前首先调治其神。这里所说的"神"，其实就是指现代的"心理准备"。

电针的穴位刺激疗法，往往给患者带来一定的恐惧感，而对电至意深心，"详查形候，纤毫无失。处判针药，无得参差。"精辟地论述了医生在临床治疗时首先在思想上要对病人有同情之心，操作时要严谨认真，诊断时要专心致志，全神贯注，这正是电针时医生所应具有的正确心态。

电针操作前，医生首先应该热情耐心地讲解电针的方法，病人的感觉，以缓解病人的紧张心情，积极配合操作。在实施时，医者应该全神贯注地进行操作，进针后，应先检查电针仪的强度开关是否在"0"位；在加强电流时，应注意缓慢地操作旋钮，避免突然加大电流刺激病人，并应仔细观察病人的表情，询问电针的感觉。只有的操作时"目无外视，手如握虎，心无内幕"。并"详查形候，纤毫无失"，才能取得病人的配合。

5.1.2 患者的心理准备

电针前，患者的精神应放松，不要紧张，认真听取医生的吩咐，才能使血气平和，易于气至病所。电针时，病人应认真感受针刺感应和电脉冲引起的震动感，才易使针感明显，并易传导。《标幽赋》就曾经说过："凡刺者，使本神朝而后入，即刺也，使本神定而气随，神不朝而勿刺，神以定而可施。"说明古人早已认识到针刺前心理准备的重要性了。

5.2　针刺体位

电针时病人体位的选择非常重要，正确的体位对取穴、施术及治疗效果的好坏都有很大的影响，对一些重证或者体力衰竭、惧针而精神紧张者，体位的选择更为重要，如果体位选择不当。取位就易偏差而影响疗效。较长时间留针时，如果体位选择不当，病人不能坚持，且十分难受，如换体位则引起弯针、滞针，甚至断针，也会影响脉冲电的刺激效果，对体弱、精神紧张者，应选用卧位，如坐位则易晕针或者引起其他不适。所以电针前，应根据疾病部位、穴位情况和病人的身体状况采取能持久舒适的体位，避免补刺或者留针过程中出现移动或者改变体位而影响疗效或者出现意外。

常用的体位有两种，即卧位和坐位，卧位又可分为仰卧位、侧卧位、俯卧位；坐位又可分为靠坐位、侧俯坐位、俯伏坐位。并分述如下。

1）仰卧位：使用于头、面、颈、胸、腹部和部分四肢的腧穴。

2）侧卧位：适用于取侧头、侧胸、臀和下肢等部位的腧穴。

3）俯卧位：适用于头、项、肩、腰、骶和下肢后面、外侧等部位的穴位。

4）仰靠坐位：适用于前头、面、颈、胸上部和上肢的部分穴位。

5）侧伏坐位：适用于侧头、侧颈部的腧穴。

6）俯伏坐位：适用于头顶、后头、项、肩、背部的腧穴。

5.3　定穴方法

腧穴的正确定位是电针取效的关键之一。因此，医生应根据处方要求，按照腧穴的定位方法和解剖情况取穴和定穴。

定穴的第一步是揣穴，也就是通过触、摸、按、压等方法对腧穴进行探测，以确定穴位的解剖位置，同时通过点按揣摩，提高局部痛阈，减轻进针疼痛，并激发经气，为进针后促进针感做好准备。常用以下方法揣测。

（1）按压法

按压法是用指端按压探测穴位的基本情况，确定穴位的解剖位置，此法在临床上最为常用。如在腕上 2 寸处的外关穴，先通过按压，确定桡骨和尺骨之间的距离后，选定两者之间的位置为外关穴。

（2）分拨法

对有的穴位在肌腱、血管及筋脉之间，可用分拨法，即用手指前后左右推拨，使其分开而显露穴位。如内关在腕上 2 寸两筋间，医生可用指尖掐入两筋间探测出酸胀之处，并左右分拨，显露出穴位，并避开血管。

（3）运动法

运动法就是通过对运动关节和肌肉运动揣摩确定穴位。一种屈伸揣穴法，即上下屈伸活动关节使穴位开放，如解溪穴；二是旋转揣穴法，即对一些被骨骼所阻的穴位，通过旋转肢体使穴位显露，如养老穴。三是动肌揣穴法，即鼓起肌肉使穴位凸现，如承山穴等。经过触摸揣穴确定腧穴的位置后，医生再用指甲在穴位上切掐一个“十”字痕，以锁定目标，以利进针，针刺时针尖即在“十”字交叉点处进针，即准确，又迅速。但应注意的是，穴位一旦锁定，患者的肢体姿势就不能随意改变，以防穴位移动。

5.4 消毒法

5.4.1 医生手指消毒

医生的手在针刺前，须先用肥皂水洗刷干净，再用酒精棉球，或0.5%的碘附棉球涂擦，然后才可持针施术。

5.4.2 穴位皮肤消毒

在患者需要针刺的穴位上，用酒精棉球，或0.5%的碘附棉球擦拭即可。擦拭时应从中心点向外绕圈拭擦。如局部皮肤较脏，可多擦几遍，消毒之处须避免再次接触污染，以防重新感染。

5.5 针刺法

针刺包括进针法、针刺方法和角度、得气及催气等方法，这些方法涉及电针的效果，因此，应注意掌握。

5.5.1 进针法

进针时要求操作者进针姿势端正，而且须十分审慎，好的进针方法可以减少疼痛，顺利进针，进针一般用右手持针操作，称为“刺手”，其作用是掌握针具，施行手法操作及出针操作。持针方法是一手拇、食、中三指夹持针柄，拇指指腹与食指、中指之间相对，如持笔之状。左手可切按压针刺部位，或扶住针身，称为“压手”，其作用是固定腧穴的位置夹持针身协助刺手进针。针刺时，两手应协同操作，紧密配合，共同完成进针，临床常用的进行方法有以下几种：

(1) 单手进针法

单手进针法只用刺手将毫针刺入穴位的方法。进针时用右手拇、食指夹持针柄，中指指端抵近穴位，指腹贴住针体或者针身下端。当拇、食指向下用力刺入毫针时，中指随之屈伸，针尖也迅速刺入皮肤，此外，也可用夹持针柄法，即以右手拇、食指指腹夹持针柄下端，中指指腹夹持针身，依靠拇、食指关节的屈伸运动将毫针刺入穴位。还可用夹持针身法，以右手拇、食指指腹夹持针身下端，针尖露出少许，针尖对准穴位快速刺入。

(2) 双手进针法

双手进针法即用左、右手相互配合将针刺入，常用方法有四种。

1）指切进针法，以左手拇指或食指或中指的爪甲按在穴旁，右手持针。紧靠指甲，将针刺入皮肤。适用于短针的进行。

2）挟持进针法，以左手拇、食指两指夹持消毒干棉球，夹持针身下端，露出针尖将针尖固定于穴位皮肤表面，右手持针柄，使针身垂直，在右手指力下压时，左手拇、食指同时用力，将针刺入皮肤。适用于长针进行。

3）提捏进针法，用左手拇指和食指将针刺部位的皮肤捏起，右手持针从捏起的上端刺入，适用于皮肤浅薄部位的进针。

4）舒张进针法，用左手拇、食指将皮肤的两侧撑开，使皮肤绷紧，右手持针，使针从左手拇、食二指的中间刺入穴位。适用于皮肤松弛部位的腧穴。

5.5.2　针刺的方向、角度和深度

点针操作时，对毫针刺入的方向、角度和深浅度，主要根据施术部位的解剖情况、病情的需要、体质的强弱、胖瘦以及刺针的种类的要求而定。

(1) 方向

刺针的方向是指进针的针尖所对的针尖或者部位。一般根据以下几种情况确定。

1）根据经络循行定方向：即根据补泻的需求来确定方向，如“迎随补泻”时顺经而刺为补，逆经而刺为泻。

2）根据腧穴定方向：即根据需刺腧穴所在部位解剖特点确定针刺方向，如背俞穴向脊柱斜刺，列缺穴向上斜刺等。

3）根据病情定方向：根据病情需要，欲使针感上传或下达，以使“气至病所”从而确定方向。

4）根据疗法种类定方向：如腕踝针要求“病在上向上刺，病在下向下刺”等。

(2) 角度

针刺角度是指进针时针身与穴位皮肤形成的夹角。主要依据腧穴所在的部位

解剖特点和治疗要求而定。主要分为3种。

1）直刺：刺针时皮肤与针身成90°角，垂直刺入，适用于大部分腧穴，特别是肌肉丰厚部位腧穴。

2）斜刺：针刺时针身与皮肤呈45°左右角，但也包括直刺到平刺之间的角度。适用于骨骼边缘或内有重要脏器或者血管也不宜深刺的部位。

3）横刺，又称平刺针身与皮肤呈65°角或者贴近皮肉针刺。适用于皮肤浅薄处的腧穴。

（3）深度

针刺的深度是指毫针刺入腧穴的深度，确定针刺的深度主要根据下列因素：

1）体质胖瘦，体强形胖宜深刺，体弱形瘦宜浅刺。

2）年龄：年老体弱或小儿娇嫩之体宜浅刺；中青年身强体壮，宜深刺。

3）病情：表证、阳证、虚证、新病宜浅刺；里证、阴证、实证、久病宜深刺。

4）部位：头面和胸背等皮薄肉少之处的腧穴宜浅刺：四肢、臀、腹等肌肉丰满的腧穴，宜深刺。

5）疗法种类：如芒针多深刺，腕踝针则浅刺。

5.6 行针与得气

5.6.1 行针手法

（1）提插法

毫针刺入腧穴一定深度，或感受得气后，进行深、浅交替提针和插针，提插的幅度的大小、频率的快慢、层次的有无和操作时间的长短等，应根据病人的体质，病情和腧穴的部位及医生所要达到的目的而灵活掌握。

（2）捻转法

将毫针刺入腧穴一定深度，或有得气感后，用拇指和食指捏住针柄做一前一后，左右交替的旋转捻动的动作。其捻转角度、快慢和时间，应根据患者病情、特征及医生所要达到的目的灵活运用。

5.6.2 得气

得气又称针感，是针刺进入腧穴一定深度，通过提前捻转手法，使针刺部位产生特殊的感觉和反应。当这种感觉出现后，患者感到针下出现酸、麻、胀、重的感觉，并可沿着一定部位，向一定的方向扩散和传导，这种现象又称为针感传导。在医生则可感到针下有重滞和紧涩的感觉。得气对针气疗效有重要影响，正如《灵枢·九针十二原》中所说："为刺之要，气至而有效"。《标幽赋》说："气速至而效速，气迟而不治。"都说明针刺得气与否直接影响治疗效果。因此，刺入针后不得气，应查找不得气的原因，也可均匀地进行提插、捻转，还可采用一些手法进行催气，催气方法一般有以下几种。

1）刮柄催气法：用拇指或食指抵住针尾，拇指、食指或中指指甲从下向上刮动针柄，或以拇指，中指夹持针根部，食指由上向下刮动针柄。

2）弹柄催气法：用手指轻弹针柄，使针体微微振动。用力不可过猛，频率不可过快，避免引起弯针。

3）提柄催气法：将针向内或向外如搓线般单向捻转。此法类似于捻转法，但只向一个方向捻针，幅度略大。

4）摇柄催气法：刺针后，用手持针柄进行摇动。

5）震颤催气法：针刺入后，用右手持针柄，用小幅度、快频率提插捻转动作。

5.7　电针仪的准备

电针治疗前，必须时电针进行必要的检查和测试，以避免事故，取得良好的效果。

在使用电针仪前必须熟悉其性能、用途和使用方法，严格遵守操作常规和注意事项。首先应检查电针仪是否有故障，输出是否平稳，治疗操作前各旋钮位置应全部置于"0"位置。

辨别出电针仪输出导线的正负极，如正、负无标记，可自己通过检测判断。其方法是两个电极握于手中（不要相碰），接通电源，缓慢转动强度旋钮到有刺激感觉为止，此时两个电极中刺激强者为正极，刺激弱者为负极，测试后分别在导线上作好正、负极的标记。

最后还应检查一下插座、插头、各种接头连接部位是否紧密牢固接触、通电后各种指示灯是否闪亮及闪亮的频率是否和调节旋钮要求的一致。

5.8　电极的安放

按毫针刺法将针刺入穴位，施行手法获得针感后，即将电针仪的输出线正负极分别接在针柄（或针身）上，一般是将同一对输出电极连接在身体同侧（图14），在胸腹部的穴位上使用电针时，不可两个电极跨接在身体两侧。

如果病情只需一个穴位，可把一根导线接在针柄上，另一根导线连接在一块

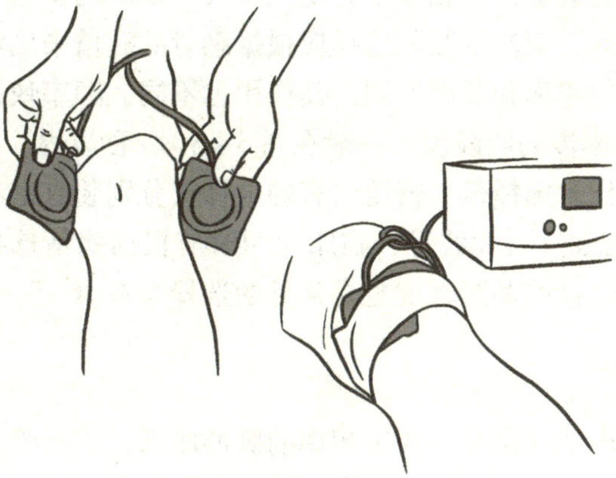

图 14 同一对输出电极连接在身体同侧

约 25cm 大小的薄铝板上，外包几层湿纱布，平放在离针稍远的皮肤上，用带子固定。这样，针刺部位的点刺激感应很明显，作用较集中，而铝板部位因电流分散，感应微弱，作用很小。

也有人提出一个极接在一条肌肉的起点附近穴位上，另一条接在这条肌肉的肌腹或止点附近穴位上。这样，每条输出的正负两极的连线应与肌肉起止点的连线是平行关系。不要一条肌肉上同时接两路输出，只需要每条肌肉两端接一路输出就可以了。

当所刺的针数较多时，仪器的输出线路却不能增多，以致所有的针不能同时通电，因为沿路输出线的两极只能供两只针同时通电，于是，又有人提出“一极多针”的方法；根据针刺部位和所刺针数的多少，直观的分为 2 组（穴位较集中时）或 4 组（部位多，距离远时），每组针数不必等同。用电针仪 1 组输出线的正负两极分别夹于已连好的两组针中的任何一个针柄上或所用的导线上；如果分 4 组，则用两路输出的正负极（4 个极头）分别夹于已连好的 4 组针中的任何一个针柄或所连的导线上。如果通电后病人感觉针之间强度差异较大时，则可关机重测，将刺激较小的针的方向或深度适当调整，或将感觉较小的一组针中的一个或数个针（一般选与另一组针较近的）拆离此组导线，联于较强的另一组针中，直至病人感觉两组针的刺激强度相近为止。

5.9 参数的选择

电极导线连接好后，就应确定电针的刺激参数，电针的刺激参数包括波形、波幅、波宽、频率、节律和持续时间等，这些因素皆与刺激量有关。电针的参数犹如针刺手法和药物剂量，在临床上有重大意义，不同的刺激参数有不同的治疗效果和适应证，因此，刺激参数的选择应根据患者的病情来确定。

低频脉冲电流的频率和节律不同，其作用也不同、频率快的叫密波，一般在30～100次/秒，频率慢的叫疏波，一般在0.6～5次/秒以内。有的电针仪有可调波，可用频率旋钮任意选择疏、密波，有的电针仪分别装有密波、疏波（有的合称为连续波）、疏密波、断续波等，临床使用时应根据病情选择适当的波，可以提高疗效。此外，电针的刺激强度也是常见的选择参数。

5.9.1　连续波

电针仪输出的电脉冲是某一固定频率的脉冲序列，它是没有经过调制的脉冲电流。一向将频率低于30Hz的连续波称为疏波；将频率高于30Hz的连续波称为密波。

（1）疏波

刺激作用较强，能引起肌肉收缩而产生较强的震颤感，提高肌肉韧带的张力，调节血管的舒缩功能，改善血液循环，促进神经肌肉功能的恢复，对感觉和运动神经的抑制较迟，一般瘫痪、高血压病、休克、脊柱关节病变、术前诱导麻醉等常选用此波。

（2）密波

能降低神经的应激功能，先对感觉神经起抑制作用，接着对运动神经也产生抑制作用，具有很好的即时镇痛作用。常用于镇痛、镇静、缓解肌肉和血管痉挛、针刺麻醉等。

5.9.2　疏密波

疏密波是疏波和密波轮流输出的组合波，能够克服单一波形易使组织产生适应性的缺点，疏密波能使肌肉发生有节奏地收缩和舒张，加强局部组织的血液循环，加速细胞胞内外的离子运转，改善组织营养消除炎性水肿。一般面瘫、四肢软瘫、肌无力、软组织损伤、神经麻痹、肌肉萎缩等疾病可选用此波。

5.9.3　断续波

断续波是有节律地时断时续、自动出现的一种疏波，机体不易产生适应，其动力作用颇强，对人体有强烈的震颤感，其提高肌肉神经的兴奋性较疏密波和连续的作用更强，对横纹肌有良好的刺激收缩作用。脑血管意外、乙型脑炎、小儿麻痹后遗症和一些周围神经病变引起的肌肉萎缩性疾病、软瘫、面瘫、肌无力、脊柱关节病变等可以选用断续波治疗。

5.9.4 刺激强度

电针的刺激强度应根据疾病性质、病情、病人的耐受性而定，不可拘泥于某一刺激量数。临床上的电针刺激强度分为强、中、弱三种。

（1）强刺激

电针通电后，刺激量大，肌肉出现明显收缩，针感强、伴疼痛；适用于精神分裂症、肌肉麻痹瘫痪和某些慢性疾病。

（2）中刺激

通电后产生肌肉收缩，无痛感，可有针感；适用于绝大多数疾病。

（3）弱刺激

患者仅有跳动感，无肌肉收缩可见，亦无痛感；适用于痉挛性瘫痪、神经衰弱、冠心病和眼部穴位的治疗。

由于对电的耐受有个体差异，刺激强度应因人而异，一般以中等强度，病人能耐受为宜，此时电流强度在感觉阈和痛阈之间，是治疗最适宜的刺激强度，过强或过弱都会影响效果。因机体对单调电脉冲有适应性，故使用单调脉冲时最好随时调升刺激量。

5.10 通电

当行针得气，针感达到疾病部位电极安放完毕，刺激参数选择好后，就可以通电了。但在通电时应注意，最好先接通电源，指示灯亮了，且强度旋钮在“0”位才放电极，不能在强度旋钮未在“0”位时通电，否则会有强电流突然击打，给患者造成过度刺激。

通电时，应将通电感觉告诉病人，让其思想上有所准备，以便更好地配合治疗。通电后，电针刺激强度应逐渐从小到大，直到需要的强度，不要突然加强，以免出现晕厥、弯针、断针等意外。

由于电流刺激常使附近肌肉发生轻微颤动，这种有节律性的跳动，使患者感到舒适。但一般在通电一段时间后，由于病人对电流刺激产生了适应，同时因血液循环加快使导电率增加造成输出幅度降低，此时必须适当增加输出电量，否则会影响疗效。

在开机后如发现各部指示灯不亮，或部分不亮，或电流不正常，忽强忽弱，时有时无，表示仪器出了故障，应将电源开关置于“0”位，切断电源，取下电针仪，应避免输出线路相碰，防止短路。

5.11　补泻方法

电针疗法对机体的虚实状态有良好的调节作用，并能较准确地控制刺激参数，模拟补泻手法，提高针刺疗法的疗效，因此，事实上电针疗法的补泻应分为两种。一种是用手法操作进行的补泻，另一种是利用电针的刺激参数进行补泻。因为，毫针刺入穴位后，为了得气而需使用行针手法，这个过程就可通过手法产生补泻作用。通电后，又可利用电刺激参数进行补泻。

5.11.1　手法补泻法

1）捻转补泻：针下得气后，进行捻转运针，捻转时角度小，用力轻、频率慢，操作时间短者为补法；捻转角度大，用力重、频率快，操作时间长为泻法。拇指、食指捻转柄时，以大指向前，食指向后，右转为补法；泻法以大指向后，食指向前，左转为主。

2）提插补泻：针下得气后，先浅后深，重插转提，提插幅度小，频率慢，操作时间短为补法；先深后浅，轻插重提，提插幅度大，频率快，操作时间长为泻法。

3）疾徐补泻：进针时徐徐刺入，疾速出针为补法；反之，进针进疾速刺入，徐徐出针者为泻法。

4）迎随补泻：进针进针尖随着经脉循行去的方向刺入为补法；针尖迎着经脉循行来的方向刺入为泻法。

5）呼吸补泻：病入呼气时进针，吸气时出针为补；反之，吸气时进针、呼气时出针为泻。

6）开阖补泻：出针后迅速揉按针孔为补法；出针时摇大针孔而不立即揉按为泻法。

7）平补平泻：得气后施用均匀的提插捻转手法为平补平泻。

出针后，一般在针眼处消毒即可，如针眼有出血，可加以压迫止血。如只用补法，可用棉球按压针眼以补正气；如使用泻法则可开放针眼，以泻出邪气。

5.11.2　刺激参数补泻法

通过电针的刺激参数进行补泻，是电针的一个特色，但是具体参数的补泻作用是怎么进行的，有人做了有益的探索。一般分为以下几方面。

1）电流极性的补泻运用：通常阴极表现有刺激兴奋和吸收作用，即补虚的作用；而阳极有镇静、镇痛和抗感染作用，即泻实作用。但是，阴极在大剂量、长时间通电后反而有抑制兴奋的作用；阳极在小强度通电时亦可有促进吸收的作用。

2）脉冲频率的补泻作用：≤3Hz 的频率可引起肌肉同步收缩，具有兴奋和吸收作用，用做补虚之用；≥13Hz 的频率可引起肌肉强直收缩，具有解痉、镇痛和镇静作用，用做泻实之用；4～12Hz 的频率，可以引起肌肉颤动性收缩，用做平补平泻之用。

3）脉冲波形、波幅的补泻运用：梯形波、尖波和方波由于波幅的波升波降较陡直，动作电位较强，对运动神经核肌肉有兴奋作用。但由于方波的波峰时值较尖波、梯形波平长，其动力作用相对较平和一些。尖波、梯形波侧重于改善气血循环，提高新陈代谢，解痉镇痛；而方波则偏重于镇静催眠，降低血压，消炎镇痛。尖波、梯形波偏泻，方波偏补。波幅的波升波降较缓慢的起伏波组及锯齿波则多用于中气下陷的平滑肌迟缓和神经麻痹的虚证，起补的作用。

4）电流强度的补泻运用：一般认为，电流强度小为补，电流强度大为泻。就感受而言，感到有轻微的麻刺感、震动感或肌肉跳动感（感觉阈）可谓补法；感到有轻微的麻刺感、振动感或肌肉出现轻微的强直收缩（痛阈）可谓泻法；介于两者之间的麻刺感、肌肉有明显的跳动或颤动的电流强度时，谓之平补平泻；如电流强度增加到病人感到明显刺痛和明显肌肉强直状（超强痛阈）即谓强泻法。

5）治疗时间的补泻运用：治疗时间愈长刺激强度愈大谓之泻；治疗时间愈短则刺激强度愈小谓之补。

6）参数补泻的综合运用。

（1）虚证

1）波形选用：一般虚证多选用方波的脉冲电流，但失神经性肌瘫和平滑肌张力不足类疾患，则选用锯齿波或起伏波。

2）波形选用：一般多选用 1～2Hz 的疏波；失神经性肌瘫早期，则宜用≤0.5Hz的锯齿波；平滑肌张力不足的内脏下垂则宜选用起伏波。由于机体对单一波形的连续刺激容易适应，导致减弱电流应激效应影响预期疗效，故宜调制成断续的波组进行治疗。

3）电流极性的运用：通常用上行性电流，即阴极作用于近脊或近心端穴，阳极作用于远心端穴。躯干督脉治疗时，阴极作用于颈胸段穴，阳极作用于腰骶部穴，俞募取穴时，阴极作用于腹部穴位，阳极作用于背部穴位，头部取穴时，阴极作用于前额部穴位，阴极作用于颈枕部穴位。

4）电流强度运用：绝大多数虚证均以“感觉阈”的电流强度为宜。失神经性肌瘫和平滑肌张力低下致内脏下垂的疾患，可随肌力的日渐增强的状况，适当酌情增强电流的输出强度。

5）治疗时间：一般每次治疗以15～20分钟为宜，体质弱且耐受性差可短些，每日1～2次。

（2）实证

1）波形选用：一般多选用梯形波；但痉瘫及功能性神经系统疾患则宜选用方波；平滑肌痉挛性实证则宜选用锯齿波或起伏波治疗。

2）波型选用：通常多选用疏密波或断续波，超强泻发时宜用断续波（断续密波）；平滑肌实证则宜用调制后的锯齿波波组治疗。

3）电流极性运用：阴阳极作用穴位的部位与虚证相反。

4）电流强度运用：有泻法和超强泻法两种，泻法通常选用“痛阈”强度。超强泻法选用“超强痛阈”强度。

5）治疗时间：一般泻法每次15～20分钟为宜，每日1～2次。

（3）不虚不实证

1）波形选用：方波或梯形波均可。

2）波型选用：通常选用疏密波和断续波。

3）电流极性运用：通常以阴阳极作用于双侧同名穴，每次治疗时，阴阳极可横向互换穴位。

4）电流强度运用：宜选用介于补泻之间的平补平泻的电流输出强度进行治疗。

5）治疗时间：每次20～30分钟，每日或隔日1次。

（4）虚实错杂证

临证时据虚实的表里缓急，遵从“急则治其标，缓则治其本”的治疗原则，综合运用各项补泻参数，采用先泻后补，或先补后泻，或补泻皆施的治法。

5.12　出针

出针前，应先将电针仪的强度旋钮逐渐由大到小旋钮至“0”位，然后关机，取下电线插头，取下夹在针上的电极。

取下电极后，轻轻捻转毫针，如针下沉紧或有滞针现象，不可急于出针，也不可用力猛拔，以免引起疼痛，甚至折针。此时宜循、按邻近组织以宣散气血，待针下气缓不沉紧后方可拔针。

出针时，有快速出针和缓慢出针法。快速出针法适应于浅刺腧穴。缓慢出针法适应于深刺的腧穴。

出针后，一般在针眼处消毒即可，如针眼有出血，可加以压迫止血。如只用补法，可用棉球按压针眼以补正气；如使用泻法则可开放针眼，以泻出邪气。

5.13　留针时间和疗程

5.13.1　留针时间

留针时间一般可根据脉冲波形、疾病情况、补泻要求等来决定。

1）脉冲电极：一般疏密波每次通电5～15分钟；断续波每次通电约15～20分钟；连续波每次通电30分钟。

2）疾病情况：一般对风湿症、神经衰弱症等可通电15～20分钟；对精神病患者及不易获效的某些疾病，通电时间则可稍长一些，有时往往通电达1小时以上；对体质虚弱或过敏的病人，则短时间通电即可。

3）补泻要求：虚证一般每次治疗以15～20分钟为宜。体质虚弱且耐受较差者，治疗时间可酌情短些。由于长时间电针刺激，可能使脑血管收缩，故对缺血性脑卒中患者施以电针治疗的时间宜短些，每次10～15分钟，实证一般每次15～20分钟为宜；但对某些顽固性痛证及瘫、狂、痫等证应用超强泻法治疗时，还可采用密波、短时间多次通电的方法治疗，如通电0.5～1分钟，断电1～2分钟，如此重复通断电3～5回为一次治疗，不虚不实证每次留针20～30分钟。

5.13.2　疗程

电针治疗一般5～7次为1个疗程，每天或隔日1次；长时间的慢性疾病的疗程可稍长，每10天或10天以上为1个疗程；急证、新发病的疗程可短，每天可电刺激治疗2次，虚证可隔日治疗1次，实证可每日1～2次。2个疗程之间休息3～5天，慢性病治疗2～3个疗程。

6 电针技术的适应证和禁忌证

电针的适应证基本和毫针刺法相同，故其治疗范围较广。临床常用于各种痛证，痹证，痿证，心、胃、肠、胆、膀胱、子宫等器官的功能失调，癫狂证，肌肉、韧带、关节的损伤性疾病等，并可用于针刺麻醉。

6.1 适应证

电针的适应证基本与针灸相同，凡是针灸适应证的病症，大都适合电针治疗，故电针在临床上应用十分广泛，其治疗的病证，几乎涉及临床各科。

6.1.1 内科疾病

（1）心血管系统

具有双向性调节作用。对病人的心律快慢给予平衡协调，快的和慢的均可调节为正常，同样，依据病人血压状态的不同，可使高血压降低，低血压升高，均达到正常范围；对自主神经的调节，可使亢奋的得到抑制，抑制的得到兴奋，也可明显扩张小血管，对冠状动脉供血不足引起的心绞痛和雷诺病的肢端小动脉痉挛有显著疗效。

（2）精神与神经系统疾病

电针也有很好的效果，疼痛是神经科主要症状之一，而电针的镇痛效果有即刻性作用，所以电针对各种疾病引起的疼痛，特别对神经性疼痛效果均很满意。电针对各种神经性麻痹，瘫痪如面神经麻痹、外伤性截瘫，脑血管意外的偏瘫，小儿麻痹后遗症有效率均在95%～98%。而对周围神经损伤、中枢或周围性神经感染及非炎性肌病都有很好的治疗作用。在精神性疾病上，对抑郁症、焦虑症、强迫症等病电针的应用越来越多，治疗疾病痊愈率达96%以上，对精神分裂症进行电针强刺激可部分取代传统电休克术，且不良反应大为减轻。

（3）呼吸系统疾病

常见的哮喘、肺气肿、支气管炎等疾病，电针可有效缓解症状，改善通气功能，对肺炎的治疗也取得很好的疗效。

（4）消化系统疾病

如急慢性胃炎、胃肠神经官能症、胃下垂、胃溃疡、胃及十二指肠溃疡、神经性呕吐等等都是电针的适应证。电针还可通过刺激副交感神经，反射性地引起胆囊收缩、胆汁排出、胆道痉挛缓解，从而对胆囊炎等胆道疾患产生良好的治疗作用。

6.1.2　外科疾病

电针的治疗范围也比较广泛，且疗效很好，如外伤性感染、急腹症，泌尿生殖系外科、肛肠科、血管外科等部分疾病以及外科术后并发症等都有大量临床报道。有的电针能改善临床症状，控制病程以争取外科手术，有的则能临床治愈，以补充外科手术的不足，如遗尿、尿失禁、尿潴留、胃下垂、阳痿均有独特的效果。

电针疗法在骨科上更有独特的治疗效果，现在针灸临床上大量的骨科疾病及疼痛性、炎症性疾病已占有针灸量的大部分，如关节扭伤、肌肉劳损、风湿性关节炎、类风湿关节炎、骨质增生、腰椎间盘突出、肩周炎等，不但有良好的镇痛作用，还可促进局部血液循环，改善组织营养、减轻炎症反应，消除关节、韧带及软组织的水肿，以达到抗感染治疗作用。电针还对骨折有良好的愈合作用。

6.1.3　妇科疾病

电针可通过机体内自主神经-体液因素-内分泌自身调节机制，使失衡的性激素分泌达到新的平衡，恢复正常的月经周期，从而治疗月经紊乱、功能性子宫出血、闭经、痛经、更年期综合征等妇科疾患。还可通过针刺任脉穴，增加子宫韧带收缩力，使子宫自行回升。

电针对产科也有很好的疗效，许多的研究和观察证明，电针太冲、三阴交、至阴、合谷等穴能增强子宫平滑肌收缩力，使宫颈消失，宫颈口扩张，从而使电针用于引产和催产，治疗难产，能大大缩短产程。在分娩时，用电针进行镇痛而对胎儿并无不良反应，使妇女的无痛分娩成为可能。

6.1.4　五官科疾病

电针对眼科疾病有良好效果，应用范围也十分广泛，青光眼、视神经萎缩、弱视、斜视，近视、急性结膜炎等都是电针治疗的范围。同时，研究证明，电针眼区穴，可调节屈光不正，解除眼肌疲劳，提高视力，对近视眼的治疗近期有效率在99%。

电针对耳科、喉科、鼻科部分疾病都有一定的治疗作用。电针听宫穴能改善耳蜗微循环及毛细血管营养供应，消除耳鸣。对中耳炎患者，通过电针治疗，可达消炎镇痛作用。对咽喉病变如咽炎、喉炎、扁桃体炎，均有立竿见影的疗效。

对各种鼻炎，电针能很快地改善鼻腔的血液循环，消除炎性水肿，鼻塞症状也能很快得到控制。

6.1.5 皮肤科疾病

电针在皮肤科也有较广泛的应用，对荨麻疹、湿疹、牛皮癣、银屑病等许多皮肤病都有很多报道，具有止痒、抗过敏、抗感染的作用。对带状疱疹也有镇痛消炎的作用，对加快疱疹愈合，防止后遗疼痛及解除后遗神经痛都有良好作用。其他诸如斑秃、寻常疣、跖疣、红斑肢痛症、神经性皮炎、皮肤瘙痒等，都有很好疗效。

此外，电针由于镇痛作用明显，从1908年以来，就广泛地应用于电针麻醉，其麻醉范围几乎包括人体各部分的外科手术。而且由于电针麻醉的研究，进一步推动了针刺镇痛机制和治疗机制的研究，使电针疗法的研究进入一个更加广泛而深入的层次。

6.2 禁忌证

1）对极度衰弱、病情危重的患者如恶性肿瘤晚期、败血症等难以耐受电针刺激，故不宜轻易使用电针。

2）孕妇避免用电针刺激小腹和腰骶部穴位，以免发生流产。对有习惯性流产史的孕妇、妇女月经期、骨盆狭窄性难产者禁用电针。

3）体内埋有按需式心脏起搏器的病人慎用。

4）对于电针过于恐惧，既往有晕针史者，不可用电针。

5）患有严重心脏病者，在应用电针时应严加注意，避免电流回路经过心脏，以防意外。

7 电针技术的优势、注意事项及常见意外处理

7.1 电针技术优势

电针器以具有刺激量大，安全，可用于电池，不受电源限制，耗电省，体积小，携带方便，耐震，无噪声者为佳。

7.1.1 提高针刺疗效

电针技术是在针刺腧穴的基础上，加以脉冲电的治疗作用，针与电两种刺激相结合，故能扩大针刺治疗的范围，提高对某些疾病的治疗效果；选择正确的刺激参数，可代替手法运针，节省人力。

7.1.2 适应广泛

电针对内、外、妇、儿、皮肤、五官等各科不少病证均有显著疗效。它不仅能治疗消化、呼吸、神经、运动、心血管、泌尿等系统的病症，而且能治疗神经衰弱、自主神经功能紊乱等功能性疾病，还能治疗某些器质性病变。对急性腹泻、神经性疼痛、急性扭伤、落枕、头痛等疗效更为明显。

7.1.3 疗效显著

电针技术，不管是用于急性疾病，还是慢性疾病，也不管是内病或外证，都有较好的疗效。凡临床用之，有时常会收到意想不到的效果，一般只需要治疗几次，病就好了，即使慢性久治不愈的病人，只要耐心坚持治疗，亦多获奇效。所以本疗法的治疗效果是不可低估的，而且见效快、疗效高。

7.2 注意事项

1）每次治疗前，都要检查电针是否正常。治疗后须将输出调节开关等全部退至零的位置，随后关闭电源，撤去导线。

2）电针感应强，通电后会产生肌肉收缩及麻、胀、颤抖感，故须事先告诉

患者，让其思想上有所准备，以便能更好地配合治疗。电针刺激强度应逐渐从小到大，不要突然加强以免出现突然晕厥、弯针、断针等异常现象。

3）在左右两侧对称的穴位上使用电针，如出现一侧感觉过强，可将左右输出电流对换。对换后，如果原感觉强的变弱，弱的变强，则这种现象是由于电针仪输出电流的性能所致。如果无变化，这说明是由于针刺在不同的解剖位置引起。

4）作为温针使用过的毫针，针柄表面往往氧化而导电不良，有的毫针柄由铝丝绕制，并经氧化处理成金黄色，导电性能也不好，这类毫针最好不用，如使用须将输出电极夹在针体上。

5）在使用电针时，如遇到输出电源时断时续，往往是电针仪的输出部分发生故障或导线根部有断损，应修理后再用。

6）在接近重要器官、大血管附近均不宜用电针，以防刺伤内脏引起大出血。在延髓、心前区附近以及胸背部穴位都应慎用或禁用电针，以免诱发癫痫及心跳、呼吸骤停的意外发生。

7）醉酒、饥饿、过饱、恼怒等，都不宜电针。

8）在使用电针仪时，避免输出线路相碰，防止短路，在更换电池时，正、负极不可倒置，否则会损坏仪器。

9）仪器要妥善保管，避免敲打仪器。碰撞和强烈震动，不要把仪器放在潮湿和灰尘多的地方，避免与挥发性、还原性较强的消毒剂以及酸性、碱性物质接触。长期不使用时，应取出干电池，防止电池内化学糊溢出。

10）电针时对病人的刺激强度以患者能耐受为度，不可拘泥于某一电量。在治疗过程中应注意观察病人反应，防止晕针。

7.3　常见意外及处理

针刺意外情况，早在《内经》即有记载。虽然电针是一种比较安全、有效的治疗方法。但针刺时，也难免会出现一些意外情况。因此，如果对意外情况发生的原因、表现、处理、预防技巧有充分的把握，则可处变不惊，应对自如。

7.3.1　晕针

晕针是指在电针治疗过程中发生的晕厥现象。

7.3.1.1　原因

病人年老体弱，久病重病；或过于劳累、饥饿、大出血、严重腹泻；或因体位不佳，刺激过重；或因精神过度紧张，惧针或针刺粗暴引起疼痛，均会导致椎-基底动脉发生痉挛引起一过性脑干缺血而导致晕针。

7.3.1.2 表现

晕针临床可分为三期。

（1）先兆期

眼花，耳鸣，心悸，面色苍白，出冷汗，打呵欠，上腹或周身不适，甚至恶心。有的可无先兆期。

（2）发作期

轻者头晕胸闷、恶心呕吐、肢体发软发凉，摇晃不稳或伴瞬间意识丧失。重者可突然意识丧失、昏倒，唇甲青紫、大汗、面色灰白、双眼上翻，二便失禁，或有惊厥。

（3）恢复期

经处理回复后，可有显著疲倦、面色苍白、嗜睡及出汗，逐渐恢复后好转。

7.3.1.3 处理

出现晕针后，应立即将电针仪关掉，拔出毫针，让患者仰卧床上，并取头低脚高位，及时松解患者的衣服，测量其呼吸、血压、心率。轻者一般静卧片刻，并给予温热糖水或热水饮下即可恢复。重度者加用指掐或针刺人中、素髎、足三里、涌泉等穴，艾灸百会、关元、气海等穴。必要时可用肾上腺素 0.5ml 皮下注射、阿托品 1ml 肌内注射，或 25% 葡萄糖液 40ml 静脉注射。

7.3.1.4 预防

对初次进行电针治疗及精神紧张者，应先做好解释工作，消除顾虑。劳累者应适当休息，饥饿者要略加进食，然后再电针。对体弱和久病者选穴宜少，刺激宜轻。电针一般最好选用卧位进行。电针时应随时观察患者表情变化，一旦出现晕针前兆症状，应及早采取措施。

7.3.2 滞针

毫针在穴内发生不能捻动和提插，或出针时感到十分涩滞的现象叫滞针。

7.3.2.1 原因

行针时用力过猛，捻转、提插时指力不均匀；留针过久；患者精神紧张或因病痛而致肌肉痉挛；通电突然过强，致使肌肉痉挛；电针仪的直流分量过高等，均可引起滞针。

7.3.2.2 表现

毫针刺入后，不能捻转、提插，行针时感到针体十分涩滞，有的出现出针困难，严重者不能拔针。有的患者自感局部胀痛厉害，越紧张越拔不出。若是因直流分量过大，作用时间太长，可见针体变黑变细，这是电解现象，此时，针与组织缠在一起，则捻不动，提不起。

7.3.2.3 处理

因肌肉痉挛而发生滞针者，应首先安慰患者不要紧张，放松肌肉，同时手在针刺周围切压循环；或在针刺周围另刺一针，待肌肉松弛，即可将针捻转退出；若是因直流分量过大引起，可左手按压周围组织，右手徐缓捻动，俟针体稍有活动，即可缓慢趁势出针，切忌硬拔，以免发生弯针或断针。

7.3.2.4 预防

对患者首次电针时，应耐心给患者解释，放松紧张情绪；要选好针刺体位，进针后不要乱动，避免肌肉紧张缠绕针身；行针时用力应柔和，指力应均匀，刺激不宜过强；留针时间不宜过长，以免发生电解现象。

7.3.3 弯针

弯针是指毫针刺入穴位后，针体发生弯曲。

7.3.3.1 原因

医者进针时用力过猛，或指力不均，或患者在治疗时变动体位，或因通电刺激过强导致肌肉收缩等，致使在穴位内的针体发生弯曲。

7.3.3.2 表现

毫针在体内，针柄改变了进针时刺入的方向和角度，提插、捻转和出针时均感困难，患者感到针刺穴内疼痛。

7.3.3.3 处理

出现弯针后应立即停止通电，取下电极。左手捏住针体，紧按皮肤上方处，右手将针柄向相反方向弯曲，待弯曲度减少时再捻动针柄，然后顺着弯曲的方向退出。

7.3.3.4 预防

医者进针时用力需刚柔相济，切忌用力过猛。通电时，患者应保持进针时的体位，不能随意变动。同时医者操作要精细轻巧，通电时要逐渐加大电流强度，不要太猛、过强，这是避免弯针的关键。

7.3.4 断针

出针后发现针身折断，或部分针身露出皮肤，或针身全部没入皮肤之下，这就叫断针。

7.3.4.1 原因

电针治疗中断针的原因主要是电针使用较长时间后，因绝缘受到破坏而造成脉冲输出波中混有直流电分量，使毫针因电解、溶蚀而变细、生锈、变脆以致发生断针。其他原因：由于针体缺损、肌肉痉挛，或患者改变体位造成断针。

7.3.4.2 表现

毫针刺入通电一定时间，出针后发现毫针针身有断裂，毫针针身一部分没入皮肤内，有的针身露出部分于皮肤外，有的针身则全部没入皮肤之下。

7.3.4.3 处理

一旦发生断针，首先使患者保持原有体位，以防断针针体向肌肉深层移动。如皮肤外有断头者，可立即用镊子夹住断端拔出皮外；若断端埋在皮肤内，可用拇、食、中三指，捏住针孔周围，用力挤压向上，一俟针体露出，然后再用镊子夹出；若断端已完全陷入肌层者，如断针针体在重要器官附近或肢体活动处妨碍运动者，应在X线下定位，立即施行手术取出；若不太重要部位，断针的长度又短者，可暂不处理，以定期随访观察，必要时再做处理。

7.3.4.4 预防

应检查是否有直流电成分混入，发现问题时应立即停止使用，进行修理。检修方法：将电针仪输出端的两根电线分别连在浸于生理盐水的两根毫针上，毫针下段浸入水约2/3，两针相距2～3cm，并将电针仪的输出电流强度及频率开至最大，通电4小时左右，再观察盐水是否变为橙色，或有紫色沉淀物析出，观察毫针是否生锈、变细。

电针所使用的毫针应严格检查挑选，其针柄、针身必须完整光滑，针身、针柄之间是否有弯曲、生锈。若发现有生锈、发脆或折弯的针不能使用。毫针刺入皮肤时，不应将针体全部刺入体内，要留少部分于体外。治疗时，患者不能随意更换体位。针刺强度不能突然加大，要逐渐加大刺激量，防止刺激太猛太强，产生强烈的肌肉收缩以致发生电针异常情况。

在长时间电针治疗或做长时间针麻时，当针通电 1 ~ 2 小时以后，可将两组输入两根导线极性交换使用，交换通电时间应大致相仿，在交换前应将输出电量开关关掉，连接后重新开大，直到病人适应为止。

7.3.5　肿胀

肿胀是指电针部位在出针后出现肿胀。

7.3.5.1　原因

电针时针刺局部出现肿胀有两种原因。一是因为针刺是损伤小血管，形成少量皮下出血。二是因为直流分量大，作用时间长，在阴极附近形成肿块。

7.3.5.2　表现

电针针刺中血管，出针后局部出血和肿胀疼痛。如因是直流分量大，在阴极附近形成肿块，有时针孔周围组织被电解发黑，起针后，针孔外周稍硬，有时组织液流出。

7.3.5.3　处理

针刺后出血轻者不必特殊处理，只用消毒棉球按压针眼一会儿，可自行消失；重者可局部冷敷后再热敷，在 24 小时后可在局部轻微按揉，以促进局部淤血消散。如是因直流分量大造成，应立即停止此穴电针，并局部消毒，防止感染，一般 2 ~ 3 天后肿胀即可消失。

7.3.5.4　预防

医生应熟悉穴位局部解剖情况，避开血管进针。出针时应立即用消毒干棉球按压针眼片刻，以防止出血。进针时患者呼痛，应警惕是否刺伤血管引起的，并马上退针，不能乱捣针，改变角度再进针。电针部位电量不可过大，时间不能太长，若需较长通电时间，则应更换极向。

7.3.6　神经损伤

神经损伤是指在电针过程中损伤穴位下的神经，产生麻木、痛敏等现象。

7.3.6.1 原因

医生不熟悉局部解剖知识，进针过快过猛，未避开神经，通电过强，刺激性过大，从而使穴位下神经受到损伤。

7.3.6.2 表现

毫针刺入时，患者感到有较强的触电感，被刺中神经的分布区可出现麻木，如继续通电，则损伤易加重。出针后，神经分布区可出现痛敏、麻木，有出现局部感觉缺失，严重者可导致相应肌肉萎缩。

7.3.6.3 处理

毫针刺中神经，一般不需特殊处理，该穴可暂停电针刺激，在麻木处可局部热敷，也可在该神经分布区内行单纯针刺治疗，用轻缓的补法，数日即可恢复。

7.3.6.4 预防

医生应十分熟悉即将针刺的穴位局部解剖情况，进针时要避开神经，并缓慢刺入，一旦感到触电感，应立即退针，改变方向刺入，不能再在原处加上通电，以免加重损伤。

7.3.7 感觉异常

电针时出现正常针感的疼痛、电传感、发痒等感觉位感觉异常。

7.3.7.1 原因

电针的异常感觉主要是因针刺损伤组织，刺及血管、肌腱，以及刺激部位反射到另一区域而引起的反射性症状。

7.3.7.2 表现

由于电针刺中血管、肌腱及损伤组织，主要产生局部疼痛。反射性疼痛则是刺中的部位引起另一区域产生疼痛。其他感觉尚有电针治疗后，患者有感觉刺激症状，如自觉发痒、蚁行感、局部或全身有电传感，或有运动刺激症状，如肌肉震颤等。

7.3.7.3 处理

在电针出现感觉异常，一般不需处理，拔针后有症状，可对症处理，一般在数日内即可自行消失。

7.3.7.4　预防

熟悉穴位局部解剖情况，避免刺伤血管、肌腱等软组织，进针后一旦发生疼痛应立即停止进针，改变方向再刺，针刺刺中肌腱等，针下有空虚而坚硬涩滞的感觉也应退针重刺，通电时刺激强度不宜过大，时间不宜过长。

8 电针技术的常用腧穴

8.1 腧穴总论

腧穴是人体脏腑经络之气输注于体表的特殊部位。虽然“腧”、“输”、“俞”三者均指腧穴，但在具体应用时却各有所指。腧穴，是对穴位的统称；输穴，是对五输穴中的第三个穴位的专称；俞穴，专指特定穴中的背俞穴。

人体的腧穴既是疾病的反应点，又是针灸的施术部位。腧穴与经络、脏腑、气血密切相关。《灵枢·九针十二原》载：“欲以微针通其经脉，调其血气，营其逆顺出入之会。”说明针灸通过经脉、气血、腧穴三者的共同作用，达到治疗的目的。经穴均分别归属于各经脉，经脉又隶属于一定的脏腑，故腧穴—经脉—脏腑间形成了不可分割的联系。

8.2 腧穴的发展、分类和作用

8.2.1 腧穴的发展

腧穴是人们在长期的医疗实践中发现的治病部位。在医疗实践中，对体表施术部位及其治疗作用的了解逐步深入，积累了较多的经验，认识到有些腧穴有确定的位置和主治的病证，并给以位置的描述和命名。随着对经络以及腧穴主治作用认识的不断深化，古代医家对腧穴的主治作用进行了归类，并与经络相联系，说明腧穴不是体表孤立的点，而是与经络脏腑相通。通过不断总结、分析归纳，逐步将腧穴分别归属各经。这是腧穴发展的成熟阶段，即定位、定名、归经阶段。

《内经》论及穴名约 160 个，并有腧穴归经的记载。晋代皇甫谧所著《针灸甲乙经》记载周身经穴名 349 个，除论述了腧穴的定位、主治、配伍、操作要领外，并对腧穴的排列顺序进行了整理，为腧穴学理论和针灸实践的发展做出了重要贡献。北宋王惟一对腧穴重新进行了考定，撰写了《铜人腧穴针灸图经》，详载了 354 个穴名。元代滑伯仁所著《十四经发挥》载经穴穴名亦为 354 个，并将全身经穴按循行顺序排列，称“十四经穴”。明代杨继洲《针灸大成》载经穴名 359 个，并列举了辨证选穴的范例，充实了针灸辨证施治的内容。清代李学川《针灸逢源》定经穴穴名 361 个，并延续至今。

8.2.2　腧穴的分类

人体的腧穴大体上可归纳为十四经穴、奇穴、阿是穴三类。

（1）十四经穴

十四经穴是指具有固定的名称和位置，且归属于十二经和任脉、督脉的腧穴。这类腧穴具有主治本经和所属脏腑病证的共同作用，因此，归纳于十四经脉系统中，简称“经穴”。十四经穴共有361个，是腧穴的主要部分。

（2）奇穴

奇穴是指既有一定的名称，又有明确的位置，但尚未归入或不便归入十四经系统的腧穴。这类腧穴的主治范围比较单纯，多数对某些病证有特殊疗效，因而未归入十四经系统，故又称“经外奇穴”。历代对奇穴记载不一。目前，国家技术监督局批准发布的《经穴部位》，对48个奇穴的部位确定了统一的定位标准。

（3）阿是穴

阿是穴是指既无固定名称，亦无固定位置，而是以压痛点或其他反应点作为针灸施术部位的一类腧穴。又称“天应穴”、“不定穴”、“压痛点”等。

8.2.3　腧穴的作用

（1）近治作用

近治作用是一切腧穴主治作用所具有的共同特点。如所有腧穴均能治疗该穴所在部位及邻近组织、器官的局部病症。

（2）远治作用

远治作用是十四经腧穴主治作用的基本规律。在十四经穴中，尤其是十二经脉在四肢肘膝关节以下的腧穴，不仅能治疗局部病症，还可治疗本经循行所及的远隔部位的组织器官脏腑的病症，有的甚至可影响全身的功能。如“合谷穴”不仅可治上肢病，还可治颈部及头面部疾患，同时还可治疗外感发热病；“足三里”不但治疗下肢病，而且对调整消化系统功能，甚至人体防卫、免疫反应等方面都具有一定的作用。

（3）特殊作用

特殊作用指某些腧穴所具有的双重性良性调整作用和相对特异性而言。如“天枢”可治泻泄，又可治便秘；“内关”在心动过速时可减慢心率，心动过缓时，又可提高心率。特异性如大椎退热、至阴矫正胎位等。

总之，十四经穴的主治作用，归纳起来大体是：本经腧穴可治本经病，表里经腧穴能互相治疗表里两经病，邻近经穴能配合治疗局部病。各经主治既有其特殊性，又有其共同性。

在针灸治疗过程中，治疗效果的好坏与选穴是否准确有直接关系。因此，准确的选取腧穴，也就是腧穴的定位，一直为历代医家所重视。

(1) 度分寸法

骨度分寸法是以骨节为主要标志测量周身各部的大小、长短，并依其比例折算尺寸作为定穴标准的方法。常用的骨度分寸见图 15。

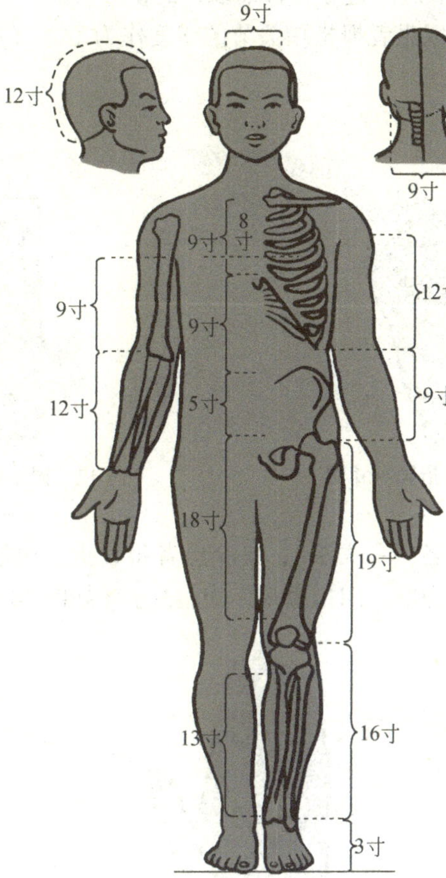

图 15　常用骨度分寸示意图

(2) 自然标志取穴法

根据人体表面所具的特征的部位作为标志，而定取穴位的方法称为自然标志定位法。人体自然标志有两种：

固定标志法：即是以人体表面固定不移，又有明显特征的部位作为取穴标志的方法。如人的五官、爪甲、乳头、肚脐等作为取穴的标志。

活动标志法：是依据人体某局部活动后出现的隆起、凹陷、孔隙、皱纹等作为取穴标志的方法。如曲池屈肘取之。

（3）手指比量法

以患者手指为标准来定取穴位的方法。由于生长相关律的缘故，人类机体的各个局部间是相互关联的。由于选取的手指不同，节相亦不同，可分作以下几种。

中指同身寸法：是以患者的中指中节屈曲时内侧两端纹头之间作为 1 寸（如图 16），可用于四肢部取穴的直寸和背部取穴的横寸。

拇指同身寸法：是以患者拇指指关节的横度作为 1 寸（如图 17），亦适用于四肢部的直寸取穴。

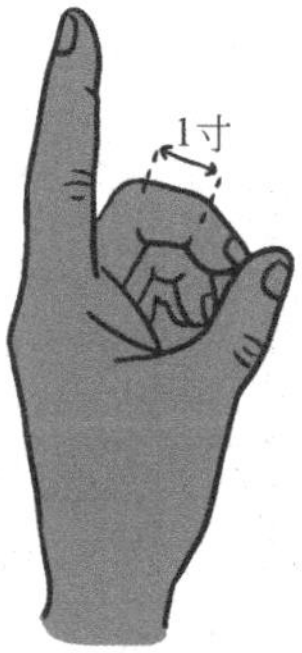

图 16　中指同身寸图

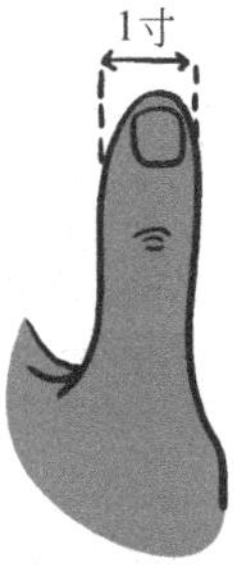

图 17　拇指同身寸

横指同身寸法：亦名“一夫法”，是令患者将食指、中指、无名指和小指并拢，以中指中节横纹处为准，四指横量作为：3 寸（如图 18）。

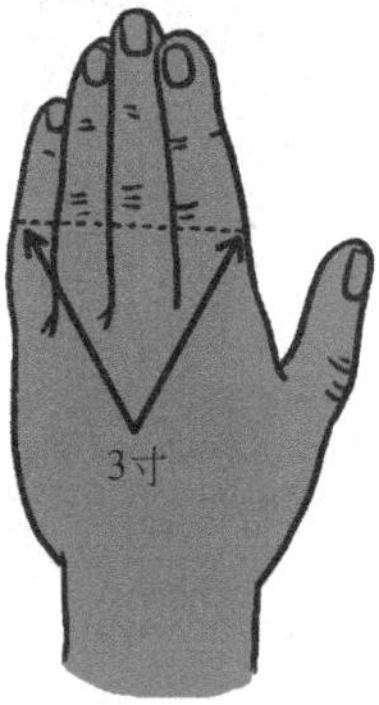

图 18　一夫法

（4）简便取穴法

此法是临床上一种简便易行的方法。如垂手中指端取风市，两手虎口自然平直交叉，在食指端到达处取列缺穴等。

8.2.4 腧穴的定位与主治

各经腧穴治疗本经的经络病和经属脏腑器官的疾病。如肺经腑穴，能治喉、胸、肺的疾病；大肠经腧穴，能治头、面、口、眼、喉和发热、咳喘病；胃经腧穴，能治头、面、鼻、咽、齿、胃、肠和发热病；脾经腧穴，能治脾胃病；心经腧穴，能治胸、心和神志病；小肠经腧穴，能治头、项、眼、耳和发热病；膀胱经腧穴，能治头、项、腰、背、膀胱和发热病；肾经腧穴，能治生殖、泌尿系和咽喉病；心包络经腧穴，能治胸、心、胃和神志病；三焦经腧穴，能治头、眼、胸、胁和发热病；胆经腧穴，能治头、眼、耳、胁和发热病；肝经腧穴，能治胸、胁、肝的疾病。

总之，头面躯干的穴位，主治是以分部为主；四肢，尤其是肘、膝以下的穴位，是以分经为主。

1）手太阴肺经（表 1 和图 19）。

表 1　手太阴肺经主要腧穴

手太阴肺经	位置	主治
中府	平第 1 肋间隙，距中线 6 寸腋动脉搏动内下方	咳嗽，气喘，胸中烦满，胸痛，肩背痛，腹胀，呕逆，喉痹，浮肿
云门	中线旁开 6 寸锁骨外端下方凹陷中	咳嗽，气喘，胸痛，肩背痛，胸中烦热
天府	腋前皱襞上端下 3 寸肱二头肌桡侧缘	气喘，鼻衄，吐血，瘿气，上臂内侧痛
侠白	天府下 1 寸，肱二头肌桡侧缘	咳嗽，气短，干呕，烦满，心痛，上臂内侧痛
尺泽	肘横纹上肱二头肌腱桡侧缘	咳嗽，气喘，咯血，潮热，咽喉肿痛，舌干，胸部胀满，吐泻，小儿惊风，肘臂挛痛，乳痈
孔最	尺泽与太渊连线上距太渊 7 寸	咳嗽，气喘，咽喉肿痛，失音，热病无汗，头痛，肘臂挛痛，痔疮
列缺	桡骨茎突上方腕横纹上 1.5 寸	咳嗽，气喘，咽喉痛，掌中热，半身不遂，口眼歪斜，偏正头痛，项强，惊痫，溺血，小便热，阴茎痛，牙痛
经渠	腕横纹上 1 寸桡骨茎突内侧与桡动脉之间陷中	咳嗽，气喘，喉痹，胸部胀满，掌中热，胸背痛
太渊	腕横纹上桡动脉桡侧陷中	咳嗽，气喘，咳血，呕血，烦满，胸背痛，掌中热，缺盆中痛，喉痹，腹胀，嗳气，呕吐，无脉症，手腕无力疼痛
鱼际	第 1 掌骨中点赤白肉际	咳嗽，咳血，失音，喉痹，咽干，身热，乳痈，肘挛，掌心热
少商	拇指桡侧甲角 0.1 寸	喉痹，咳嗽，气喘，重舌，鼻衄，心下满，中风昏迷，癫，狂，中暑呕吐，热病，小儿惊风，指腕挛急

2）手阳明大肠经（表2和图20）。

表2 手阳明大肠经主要腧穴

手阳明大肠经	位置	主治
商阳	食指桡侧支甲角0.1寸	咽喉肿痛，颐颔肿，下齿痛，耳聋，耳鸣，青盲，热病汗不出，昏厥，中风昏迷，喘咳，肩痛引缺盆
二间	第2掌指关节前缘桡侧赤白肉际处	喉痹，颔肿，鼻衄，目痛，目黄，大便脓血，齿痛口干，口眼歪斜，身热，嗜睡，肩背痛振寒
三间	第2掌指关节后缘桡侧，第2掌骨小头上方	目痛，齿痛，咽喉肿痛，手指及手背肿痛，鼻衄，唇焦口干，嗜眠，腹满，肠鸣洞泄
合谷	第1、2掌骨之间，第2掌骨桡侧中点	头痛，眩晕，目赤肿痛，鼻衄，鼻渊，齿痛，耳聋，面肿，疔疮，咽喉肿痛，失音，牙关紧闭，口眼歪斜，痄腮，指挛，臂痛，半身不遂，发热恶寒，无汗，多汗，咳嗽，经闭，滞产，胃痛，腹痛，便秘，痢疾，小儿惊风，瘾疹，疥疮，疟疾
阳溪	腕背桡侧拇指翘起时当拇长伸肌与拇短伸肌腱之间	头痛，耳聋，耳鸣，咽喉肿痛，龋齿痛，目赤，目翳，热病心烦，臂腕痛，癫、狂、痫证
偏历	阳溪与曲池连线上阳溪上3寸	鼻衄，目赤，耳聋，耳鸣，口眼歪斜，喉痛，癫疾，水肿，肩膊肘腕酸痛
温溜	阳溪与曲池连线上阳溪上5寸	头痛，面肿，鼻衄，口舌肿痛，咽喉肿痛，肩背酸痛，肠鸣腹痛，癫，狂，吐舌
下廉	阳溪与曲池连线上曲池下4寸	头风，眩晕，目痛，肘臂痛，腹痛，食物不化，乳痈
上廉	阳溪与曲池连线上曲池下3寸	头痛，偏瘫，手臂肩膊酸痛麻木，腹痛，肠鸣，泄泻
手三里	阳溪与曲池连线上曲池下2寸	腹胀，吐泻，齿痛，失音，颊肿，瘰疬，偏瘫，手臂麻痛，肘挛不伸，眼目诸疾
曲池	屈肘肘横纹桡侧端凹陷，约尺泽与肱骨外上髁连线中点	热病，咽喉肿痛，手臂肿痛，上肢不遂，手肘无力，月经不调，瘰疬，疮，疥，瘾疹，丹毒，腹痛吐泻，痢疾，齿痛，目赤痛，目不明，高血压，胸中烦满，瘈疭，癫，狂，疟疾，善惊
肘髎	曲池外上方1寸肱骨边缘	肘臂痛，拘挛，麻木，嗜卧
手五里	曲池与肩髃连线上曲池上3寸	肘臂挛急疼痛，瘰疬，咳嗽吐血，嗜卧身黄，疟疾
臂臑	肱骨外侧三角肌下端，肩髃与曲池连线曲池上7寸	瘰疬，颈项拘急，肩臂疼痛，目疾
肩髃	肩峰与肱骨大结节之间，上臂平举肩	肩臂疼痛，手臂挛急，肩中热，半身不遂，风热瘾疹，瘰疬诸瘿
巨骨	锁骨肩峰端与肩胛冈之间凹陷中	肩背手臂疼痛，不得屈伸，瘰疬，瘿气，惊痫吐血

续表

手阳明大肠经	位置	主治
天鼎	扶突直下1寸，胸锁乳突肌后缘	咽喉肿痛，暴喑，气梗，瘿气，瘰疬
扶突	喉结旁开3寸胸锁乳突肌胸骨头与锁骨头之间	咳嗽，气喘，咽喉肿痛，暴喑，瘿气，瘰疬
禾髎	鼻孔外缘直下平水沟处	鼻疮息肉，鼻衄，鼻塞，鼻流清涕，口歪，口噤不开
迎香	鼻翼外缘中点旁开鼻唇沟中	鼻塞，不闻香臭，鼻衄，鼻渊，口眼歪斜，面痒，面浮肿，鼻息肉

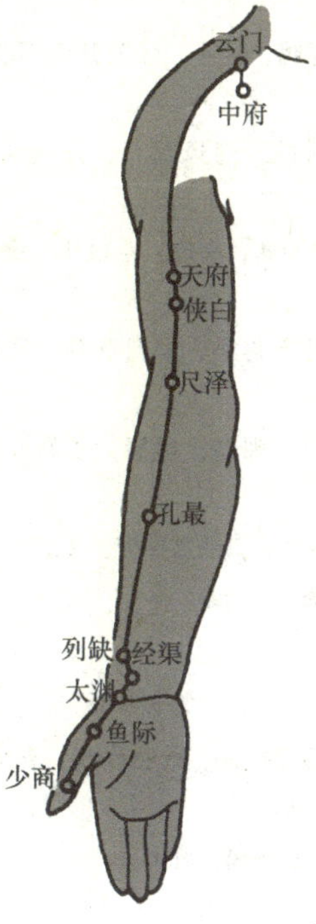

图19 手太阴肺经

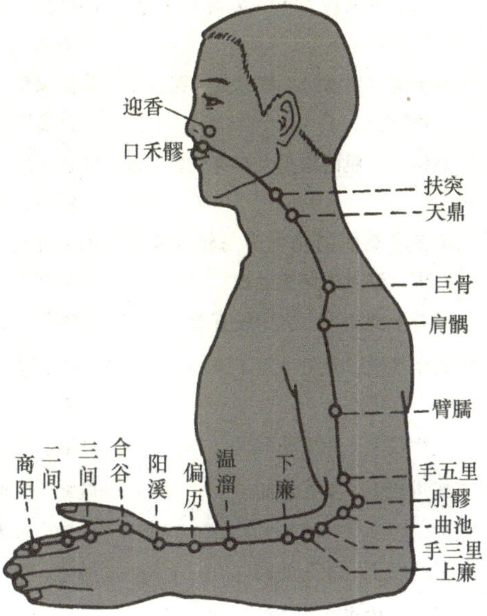

图20 手阳明大肠经

3）足阳明胃经（表3和图21）。

表3 足阳明胃经主要腧穴

足阳明胃经	位置	主治
承泣	正坐直视，瞳孔下0.7寸，眼球与眶下缘之间	眼睑瞤动，目赤肿痛，迎风流泪，夜盲，口眼歪斜
四白	正坐，承泣直下眶下孔处	目赤痛痒，目翳，眼睑瞤动，迎风流泪，头面疼痛，口眼歪斜，眩晕

续表

足阳明胃经	位置	主治
巨髎	目正视，瞳孔直下与鼻翼下缘平齐处	口眼歪斜，眼睑瞤动，鼻衄，齿痛，唇颊肿，目翳
地仓	目正视瞳孔直下口角水平交界处，约口角旁0.4寸	唇缓不收，眼睑瞤动，口角歪斜，齿痛颊肿，流涎
大迎	下颌角前下1.3寸，咬肌附着部的前缘，闭口鼓气时，下颌角前下方沟形凹陷中	牙关紧闭，口歪，颊肿，齿痛面肿，牙关脱臼，口唇瞤动，瘰疬，颈痛
颊车	下颌角前上方1横指凹陷中，上下牙咬紧时，在隆起的咬肌高点处	口眼歪斜，颊肿，齿痛，牙关紧闭，失音，颈项强痛
下关	闭口取穴，颧弓下缘凹陷处，下颌骨髁状突前方	齿痛，面痛，耳鸣，聤耳，牙关开合不利，口眼歪斜，眩晕
头维	额角鬓发前缘直上入发际0.5寸，距神庭4.5寸	眼痛，头痛，目眩，迎风流泪，眼睑瞤动，视物不明
人迎	胸锁乳突肌前缘平喉结处，距喉结1.5寸	胸满喘息，咽喉肿痛，头痛，高血压，瘰疬，瘿气，饮食难下
水突	胸锁乳突肌前缘，人迎与气舍之间	咳逆上气，喘息不得卧，咽喉肿痛，肩肿，呃逆，瘿瘤，瘰疬
气舍	胸锁乳突肌的胸骨头与锁骨头之间，锁骨内侧端上缘	咽喉肿痛，喘息，呃逆，瘿瘤，瘰疬，颈项强痛，肩肿
缺盆	锁骨上窝正中，乳中线直上	咳嗽气喘，咽喉肿痛，缺盆中痛，瘰疬
气户	乳中线上，锁骨中点下缘	气喘，咳嗽，胸胁胀满，吐血，呃逆，胸背胁肋疼痛
库房	乳中线上，第1肋间	咳嗽，气逆，咳唾脓血，胸胁胀痛
屋翳	乳中线上，第2肋间	咳嗽，气喘，唾脓血痰，胸胁胀痛，乳痈，皮肤疼痛，瘾疢，身肿
膺窗	乳中线上，第3肋间	咳嗽，气喘，胸胁胀痛，乳痈
乳中	乳头正中央	
乳根	乳中线上，第5肋间，乳头直下	咳喘，胸闷胸痛，乳痈，乳汁少，噎膈，生产难
不容	脐上6寸，正中线旁开2寸	腹胀，呕吐，胃痛，食欲不振，喘咳，呕血，心痛，胸背胁痛
承满	脐上5寸，正中线旁开2寸	胃痛，呕吐，腹胀，肠鸣，食欲不振，喘逆，吐血，胁下坚痛
梁门	脐上4寸，正中线旁开2寸	胃痛，呕吐，食欲不振，大便溏
关门	脐上3寸，正中线旁开2寸	腹痛，腹胀，肠鸣泄泻，食欲不振，水肿，遗尿
太乙	脐上2寸，正中线旁开2寸	癫狂，心烦不宁，胃痛，消化不良

续表

足阳明胃经	位置	主治
滑肉门	脐上1寸，正中线旁开2寸	癫狂，呕吐，胃痛
天枢	脐旁2寸	绕脐腹痛，呕吐，腹胀，肠鸣，癥瘕，痢疾，泄泻，便秘，肠痈，痛经，月经不调，热甚狂言，疝气，水肿
外陵	脐下1寸，正中线旁开2寸	腹痛，疝气，月经痛，心如悬引脐腹痛
大巨	脐下2寸，正中线旁开2寸	小腹胀满，小便不利，疝气，遗精，早泄，惊悸不眠，偏枯
水道	脐下3寸，正中线旁开2寸	小腹胀满，疝气，痛经，小便不利
归来	脐下4寸，正中线旁开2寸	少腹疼痛，经闭，阴挺，白带，疝气，茎中痛
气冲	脐下5寸，正中线旁开2寸	外阴肿痛，腹痛，疝气，月经不调，不孕，胎产诸疾，阳痿，阴茎中痛
髀关	髂前上棘与髌骨外缘连线上，平臀横纹	髀股痿痹，足麻不仁，腰腿疼痛，筋急不得屈伸
伏兔	髂前上棘与髌骨外上缘的连线上，膝髌上缘上6寸	腰胯疼痛，腿膝寒冷，麻痹，脚气，疝气，腹胀
阴市	髂前上棘与髌骨外上缘的连线上，髌骨外上缘上3寸	腿膝麻痹，酸痛，屈伸不利，下肢不遂，腰痛，寒疝，腹胀腹痛
梁丘	髂前上棘与髌骨外上缘的连线上，髌骨外上缘上2寸	胃痛，膝肿，下肢不遂，乳痈
犊鼻	屈膝，髌骨下方，髌韧带外侧凹陷中	膝关节痛，脚气
足三里	犊鼻下3寸，胫骨前嵴外侧1横指	胃痛，呕吐，腹胀，肠鸣，消化不良，泄泻，便秘，痢疾，疳疾，喘咳痰多，乳痈，头晕，耳鸣，心悸，气短，癫狂，妄笑，中风，脚气，水肿，膝胫酸痛，鼻疾，产妇血晕
上巨虚	犊鼻下6寸，胫骨前嵴外侧1横指	肠中切痛，痢疾，肠鸣，腹胀，便秘，泄泻，肠痈，中风瘫痪，脚气
条口	犊鼻下8寸，胫骨前嵴外侧1横指	小腿冷痛，麻痹，脘腹疼痛，跗肿，转筋，肩臂痛
下巨虚	犊鼻下9寸，胫骨前嵴外侧约1横指	小腹痛，腰脊痛引睾丸，乳痈，下肢痿痹，泄泻，大便脓血
丰隆	犊鼻与解溪中点，条口穴后方1横指，胫骨前嵴外侧2横指	痰多，哮喘，咳嗽，胸疼，头痛，头晕，咽喉肿痛，大便难，癫狂，善笑，痫证，下肢痿痹，肿痛
解溪	足背与小腿横纹中，踇长伸肌腱与趾长伸肌腱之间	头面浮肿，面赤，目赤，头痛，眩晕，腹胀，便秘，下肢痿痹，癫疾，胃热谵语，眉棱骨痛
冲阳	足背部，足背动脉搏动处，陷谷上3寸	胃痛腹胀，不嗜食，口眼歪斜，面肿齿痛，足痿无力，脚背红肿，善惊狂疾

续表

足阳明胃经	位置	主治
陷谷	第2/3跖趾关节后方	面目浮肿，水肿，肠鸣腹痛，足背肿痛
内庭	第2/3趾缝间的纹头处	齿痛，口歪，喉痹，鼻衄，腹痛，腹胀，泄泻，痢疾，足背肿痛，热病
厉兑	第2趾外侧距爪甲角0.1寸	面肿，口歪，齿痛，鼻衄，鼻流黄涕，胸腹胀满，足胫寒冷，热病，梦魇，癫狂

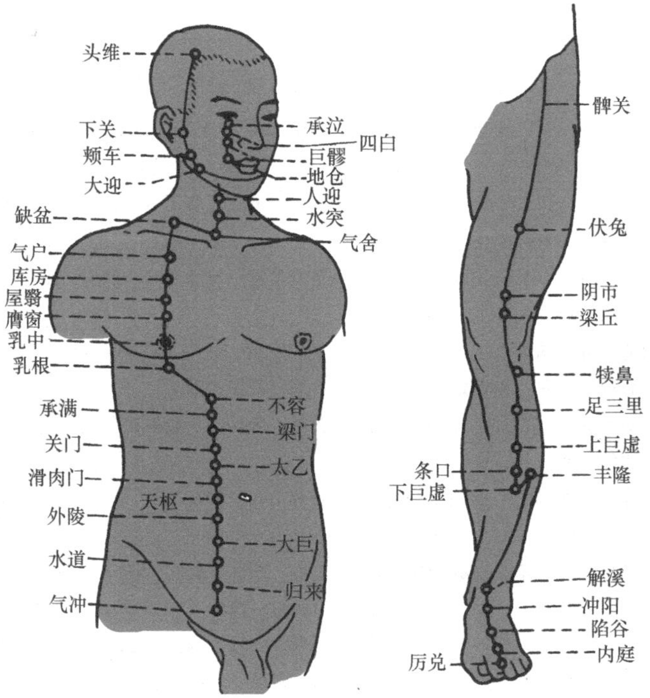

图21　足阳明胃经

4）足太阴脾经（表4和图22）。

表4　足太阴脾经主要腧穴

足太阴脾经	位置	主治
隐白	踇指内侧去甲角0.1寸	腹胀，暴泄，善呕，烦心善悲，梦魇，胸痛，心痛，胸满，咳吐，喘息，慢惊风，昏厥，月经过时不止，崩漏，吐血，衄血，尿血，便血，癫狂，多梦，尸厥

续表

足太阴脾经	位置	主治
大都	蹲指内侧，第1跖趾关节前下方赤白肉际处	腹胀，胃痛，食不化，呕逆，泄泻，便秘，热病无汗，体重肢肿，厥心痛，不得卧，心烦
太白	第1跖趾关节后缘，赤白肉际处	胃痛，腹胀，腹痛，肠鸣，呕吐，泄泻，痢疾，便秘，痔漏，脚气，饥不欲食，善噫食不化，心痛脉缓，胸胁胀痛，体重节痛，痿证
公孙	第1跖骨基底前下缘，赤白肉际处	胃痛，呕吐，饮食不化，肠鸣腹胀，腹痛，痢疾，泄泻，多饮，霍乱，水肿，烦心失眠，发狂妄言，嗜卧，肠风下血，脚气
商丘	内踝前下方凹陷处	腹胀，肠鸣，泄泻，便秘，食不化，舌本强痛，黄疸，怠惰嗜卧，癫狂，善笑，梦魇，不乐好太息，咳嗽，小儿痫瘈，痔疾，足踝痛
三阴交	内踝高点上3寸，胫骨内后缘	脾胃虚弱，肠鸣腹胀，飧泄，消化不良，月经不调，崩漏，赤白带下，阴挺，经闭，癥瘕，难产，产后血晕，恶露不行，梦遗，遗精，阳痿，阴茎痛，疝气，水肿，小便不利，睾丸缩腹，遗尿，足痿痹痛，脚气，失眠，神经性皮炎，湿疹，荨麻疹，高血压
漏谷	内踝高点上6寸，阴陵泉与三阴交连线上	腹胀，肠鸣，偏坠，腿膝厥冷，麻痹不仁，足踝肿痛，小便不利
地机	阴陵泉下3寸，当阴陵泉与三阴交连线上	腹胀，腹痛，食欲不振，泻泄，痢疾，月经不调，痛经，遗精，女子癥瘕，腰痛不可俯仰，小便不利，水肿
阴陵泉	胫骨内侧髁下缘凹陷处	腹胀，喘逆，水肿，黄疸，暴泄，小便不利或失禁，阴茎痛，妇人阴痛，遗精，膝痛，
血海	屈膝，髌骨内上缘上2寸，股四头肌内侧头的隆起处	月经不调，痛经，经闭，崩漏，股内侧痛，皮肤湿疹，瘾疹，湿疮，瘙痒，丹毒，小便淋涩，气逆腹胀
箕门	血海穴上6寸，缝匠肌内侧	小便不通，遗溺，腹股沟肿痛，五淋
冲门	耻骨联合上缘中点旁开3.5寸，腹股沟外端上缘，股动脉外侧	腹痛，疝气，痔痛，小便不利，胎气上冲
府舍	冲门上0.7寸，任脉旁开4寸	腹痛，疝气，腹满积聚，霍乱吐泄
腹结	府舍上3寸，任脉旁开4寸（脐下1.3寸）	绕脐腹痛，疝气，腹寒泄泻
大横	神阙穴旁开4寸	虚寒泻痢，大便秘结，小腹痛
腹哀	脐中上3寸，任脉旁开4寸	绕脐痛，消化不良，便秘，痢疾

续表

足太阴脾经	位置	主治
食窦	中庭穴（任脉）旁开6寸，第5肋间隙中	胸胁胀痛，腹胀肠鸣，反胃，食已即吐，嗳气，水肿
天溪	任脉旁开6寸，平第4肋间隙中	胸部疼痛，咳嗽，乳痛，乳汁少
胸乡	任脉旁开6寸，第3肋间隙中	胸胁胀痛，胸引背痛不得卧
周荣	任脉旁开6寸，第2肋间隙中	胸胁胀满，咳嗽，气喘，胁肋痛，食不下
大包	侧卧举臂，腋中线上第6肋间隙中	胸胁痛，气喘，全身疼痛，四肢无力

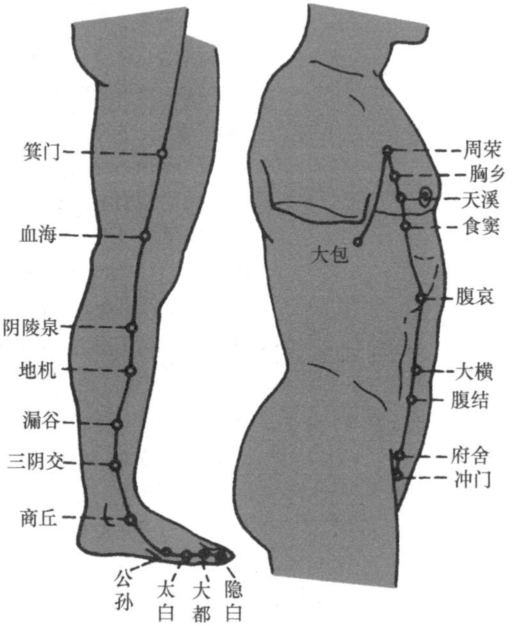

图22　足太阴脾经

5）手少阴心经（表5和图23）。

表5　手少阴心经主要腧穴

手少阴心经	位置	主治
极泉	腋窝中，腋动脉搏动处	心痛，胸闷，心悸，气短，心悲不乐，干呕，胁肋疼痛，咽干烦渴，目黄，瘰疬，肘臂冷痛，四肢不举
青灵	少海与极泉连线少海上3寸肱二头肌内侧缘	目黄，头痛，振寒，胁痛，肩臂痛

续表

手少阴心经	位置	主治
少海	屈肘在肘横纹尺侧头陷中	心痛，臂麻，手颤健妄，暴喑，手挛，腋胁痛，瘰疬，颈痛，癫狂善笑，痫证，头痛，目眩，齿龋痛
灵道	尺侧腕屈肌腱桡侧缘腕横纹上1.5寸	心悸怔忡，心痛，悲恐，善笑，暴喑，舌强不语，腕臂挛急，足跗上痛，头昏目眩
通里	尺侧腕屈肌腱桡侧缘腕横纹上1寸	暴喑，舌强不语，心悸怔忡，悲恐畏人，头痛目眩，妇人经血过多，崩漏，肩臑肘臂内后侧痛
阴郄	尺侧腕屈肌腱桡侧缘腕横纹上0.5寸	心痛，惊恐，心悸，骨蒸盗汗，吐血，衄血，失语
神门	尺侧腕屈肌腱桡侧缘腕横纹上	心痛，心烦，恍惚，健忘失眠，惊悸怔忡，痴呆悲哭，癫狂痫证，目黄胁痛，掌中热，呕血，吐血，大便脓血，头痛眩晕，咽干不嗜食，失音，喘逆上气
少府	第4/5掌指关节后方	心悸，胸痛，痈疡，阴痒，阴挺，阴痛，小便不利，遗尿，手小指拘挛，掌中热，善笑，悲恐善惊
少冲	小指桡侧去甲角0.1寸	心悸，心痛，胸胁痛，癫狂，热病，中风昏迷，大便脓血，吐血，臑臂内侧后廉痛

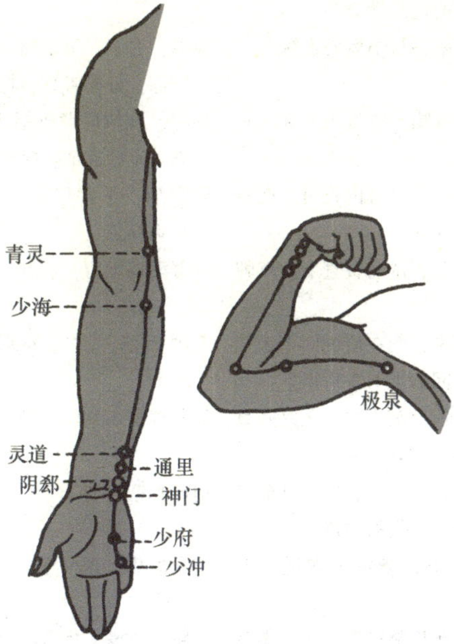

图23 手少阴心经

6）手太阳小肠经（表6和图24）。

表6　手太阳小肠经主要腧穴

手太阳小肠经	位置	主治
少泽	小指尺侧去指甲角0.1寸	热病，中风昏迷，乳汁少，乳痈，咽喉肿痛，目翳，疟疾，头痛，耳聋，耳鸣，肩臂外后侧疼痛
前谷	第5掌指关节前尺侧，握拳时，当掌指关节前之横纹头赤白肉际	热病汗不出，疟疾，癫狂痫证，耳鸣，目痛，目翳，头项急痛，颊肿，鼻塞，咽喉肿痛，产后无乳，臂痛，肘挛，手指麻木
后溪	第5掌指关节尺侧后方，第5掌骨小头后缘，赤白肉际处	头项强痛，耳聋，目赤目翳，肘臂及手指挛急，热病，疟疾，癫狂痫证，盗汗，目眩，目眦烂，疥疮
腕骨	第5掌骨尺侧上方，腕前方，三角骨的前缘，赤白肉际处	头痛，项强，耳鸣，目翳，指挛臂痛，黄疸，热病汗不出，疟疾，胁痛，颈项颔肿，消渴，目流冷泪，惊风，瘈疭
阳谷	三角骨后缘，赤白肉际上，豌豆骨与尺骨茎突之间	颈颔肿，臂外侧痛，手腕痛，热病无汗，头眩，目赤肿痛，癫狂妄言，胁痛项肿，疥疮生疣，痔漏，耳聋，耳鸣，齿痛
养老	掌心向下时，在尺骨茎突的高点处，当屈肘掌心向胸时，转手骨开，穴在尺骨茎突的桡侧骨缝中	目视不明，肩背肘臂痛，急性腰痛
支正	腕上5寸，当阳谷与小海的连线上	项强，肘挛，手指痛，热病，头痛，目眩，癫狂，易惊，好笑善忘，惊恐悲愁，消渴，疥疮生疣
小海	屈肘，当尺骨鹰嘴与肱骨内上髁之间	颊肿，颈项肩臂外后侧痛，头痛目眩，耳聋，耳鸣，癫狂痫证，疡肿
肩贞	肩关节后下方，当上臂内收时，在腋后纹头上1寸处	肩胛痛，手臂痛麻，不能举，缺盆中痛，瘰疬，耳鸣耳聋
臑俞	正坐，上臂内收，从肩贞直上，肩胛冈下缘取穴	肩臂酸痛无力，肩肿，颈项瘰疬
天宗	正坐，冈下窝中，约在肩胛冈下缘与肩胛下角之间的上1/3折点处	肩胛疼痛，肘臂外后侧痛，颊颔肿痛，气喘，乳痈
秉风	正坐，在肩胛冈上窝中点，天宗穴直上，举臂有凹陷处	肩胛疼痛不举，上肢酸痛
曲垣	在肩胛冈内上端凹陷处，约当臑俞与第2胸椎棘突连线的中点	肩胛拘挛疼痛
肩外俞	正坐，在第1胸椎棘突下陶道旁开3寸	肩背酸痛，颈项强急，上肢冷痛
肩中俞	正坐，在第7颈椎棘突下，大椎旁开2寸	咳嗽，气喘，肩背疼痛，唾血，寒热，目视不明
天窗	正坐，胸锁乳突肌后缘，平甲状软骨	耳聋，耳鸣，咽喉肿痛，颈项强痛，暴暗不能言，颊肿痛，颈瘿，瘾疹，癫狂，中风

续表

手太阳小肠经	位置	主治
天容	正坐，胸锁乳突肌前缘的凹陷中，平下颌角	耳聋，耳鸣，咽喉肿痛，咽中如梗，颊肿，瘿气，头项痈肿，呕逆吐沫
颧髎	正坐平视，目外眦直下，颧骨下缘凹陷处	口眼歪斜，眼睑瞤动，齿痛，颊肿，目赤，目黄，面赤，唇肿
听宫	耳屏与下颌关节之间，微张口呈凹陷处	耳聋，耳鸣，聤耳，失音，癫疾，痫证，齿痛

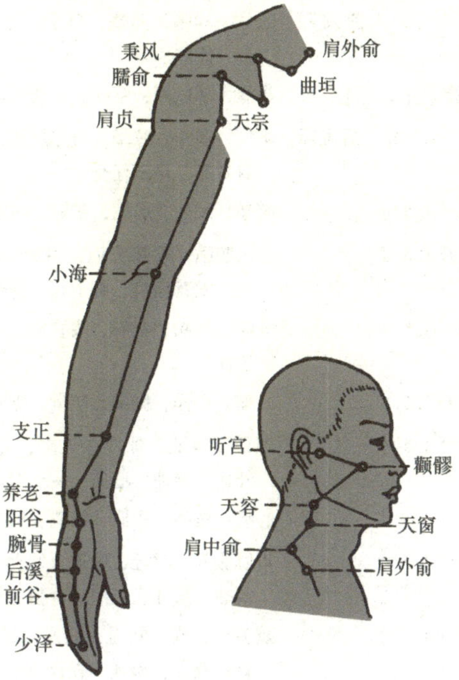

图 24　手太阳小肠经

7）足太阳膀胱经（表 7 和图 25）。

表 7　足太阳膀胱经主要腧穴

足太阳膀胱经	位置	主治
睛明	目内眦外上方陷中	目赤肿痛，憎寒头痛，目眩，迎风流泪，内眦痒痛，目翳，目视不明，近视，夜盲，色盲
攒竹	眉毛内侧端，眶上切迹处	头痛，眉棱骨痛，目眩，目视不明，目赤肿痛，迎风流泪，近视，眼睑瞤动，面瘫

续表

足太阳膀胱经	位置	主治
眉冲	眉头直上入发际0.5寸	痫证，头痛，眩晕，目视不明，鼻塞
曲差	神庭旁1.5寸，入发际0.5寸	头痛，目眩，目痛，目视不明，鼻塞，鼻衄
五处	曲差直上，入发际1寸	头痛，目眩，目视不明，痫证，小儿惊风
承光	中线旁开1.5寸，入前发际2.5寸	头痛，目眩，呕吐烦心，目视不明，鼻塞多涕，热病无汗
通天	中线旁开1.5寸，入前发际4寸	头痛，头重，眩晕，口歪，鼻塞多清涕，鼻衄，鼻疮，鼻渊，鼻窒，颈项转侧难，瘿气
络却	中线旁开1.5寸，入前发际5.5寸	眩晕，耳鸣，鼻塞，口歪，癫狂，痫证，目视不明，项肿，瘿瘤
玉枕	枕外隆突上缘旁开1.3寸	头痛，恶风寒，呕吐，不能远视，目痛，鼻塞
天柱	后正中线旁开1.3寸，后发际上0.5寸	头痛，项强，眩晕，目赤肿痛，鼻塞，不知香臭，咽肿，肩背痛，足不任身
大杼	T_1 棘突下旁开1.5寸	咳嗽，发热，鼻塞，头痛，喉痹，肩胛酸痛，颈项强急
风门	T_2 棘突下旁开1.5寸	伤风咳嗽，发热头痛，目眩，多涕，鼻塞，项强，胸背痛，发背痈疽，胸中热，身热
肺俞	T_3 棘突下旁开1.5寸	咳嗽，气喘，胸满，腰脊痛，吐血，喉痹，骨蒸，潮热，盗汗
厥阴俞	T_4 棘突下旁开1.5寸	心痛，心悸，胸闷，咳嗽，呕吐
心俞	T_5 棘突下旁开1.5寸	癫狂，痫证，惊悸，失眠，心悸，健忘，心烦，咳嗽，吐血，梦遗，心痛，胸引背痛
督俞	T_6 棘突下旁开1.5寸	心痛，腹痛，腹胀，肠鸣，呃逆
膈俞	T_7 棘突下旁开1.5寸	胃脘胀痛，呕吐，呃逆，饮食不下，气喘，咳嗽，吐血，潮热，盗汗，背痛，脊强
肝俞	T_8 棘突下旁开1.5寸	黄疸，胁痛，吐血，衄血，目赤，目视不明，眩晕，夜盲，癫狂，痫证，脊背痛
胆俞	T_{10} 棘突下旁开1.5寸	黄疸，口苦，舌干，咽痛，呕吐，胁痛，饮食不下，肺痨，潮热，腋下肿
脾俞	T_{11} 棘突下旁开1.5寸	胁痛，腹胀，黄疸，呕吐，泄泻，痢疾，便血，完谷不化，水肿，背痛
胃俞	T_{12} 棘突下旁开1.5寸	胸胁痛，胃脘痛，腹胀，翻胃，呕吐，肠鸣，完谷不化
三焦俞	L_1 棘突下旁开1.5寸	腹胀，肠鸣，完谷不化，呕吐，腹泻，痢疾，小便不利，水肿，肩背拘急，腰脊强痛
肾俞	L_2 棘突下旁开1.5寸	遗精，阳痿，遗尿，小便频数，月经不调，白带，腰膝酸痛，目昏，耳鸣，耳聋，小便不利，水肿，洞泄不化，喘咳少气

续表

足太阳膀胱经	位置	主治
气海俞	L_3 棘突下旁开1.5寸	腰痛，腿膝不利，痛经，痔漏
大肠俞	L_4 棘突下旁开1.5寸	腹痛，腹胀，肠鸣，泄泻，便秘，痢疾，腰脊疼痛
关元俞	L_5 棘突下旁开1.5寸	腹胀，泄泻，小便不利，遗尿，消渴，腰痛
小肠俞	平第1骶后孔，后正中线旁开1.5寸	遗精，遗尿，尿血，白带，小腹胀痛，泄泻，痢疾，痔疾，疝气，腰腿痛
膀胱俞	平第2骶后孔，后正中线旁开1.5寸	小便赤涩，遗精，遗尿，腹痛泄泻，便秘，腰脊强痛，膝足寒冷无力，女子瘕聚，阴部肿痛生疮，淋浊
中膂俞	平第3骶后孔，后正中线旁开1.5寸	痢疾，疝气，腰脊强痛，消渴
白环俞	平第4骶后孔，后正中线旁开1.5寸	白带，疝气，遗精，月经不调，腰腿痛
上髎	第1骶后孔	腰痛，月经不调，阴挺，带下，遗精，阳痿，大小便不利
次髎	第2骶后孔	腰痛，月经不调，赤白带下，痛经，疝气，小便赤淋，腰以下至足不仁
中髎	第3骶后孔	月经不调，赤白带下，腰痛，小便不利，便秘
下髎	第4骶后孔	小腹痛，肠鸣，泄泻，便秘，小便不利，腰痛
会阳	尾骨下端旁开0.5寸	带下，阳痿，痢疾，泄泻，便血，痔疾
承扶	臀横纹正中	痔疾，腰骶臀股部疼痛
殷门	承扶与委中连线上承扶下6寸	腰脊强痛，不可俯仰，大腿疼痛
浮郄	腘窝上1寸，股二头肌腱内侧	臀股麻木，腘筋挛急
委阳	腘横纹外侧端，股二头肌腱内缘	腰脊强痛，小腹胀满，小便不利，腿足拘挛疼痛，痿厥不仁
委中	腘横纹中央	腰痛，髋关节屈伸不利，腘筋挛急，下肢痿痹，中风昏迷，半身不遂，腹痛，吐泻，疟疾，癫疾反折，衄血不止，遗尿，小便难，自汗，盗汗，丹毒，疔疮，发背
附分	T_2 棘突下，正中线旁开3寸	肩背拘急，颈项强痛，肘臂麻木不仁
魄户	T_3 棘突下，正中线旁开3寸	肺痨，咳嗽，气喘，项强，肩背痛
膏肓俞	T_4 棘突下，正中线旁开3寸	肺痨，咳嗽，气喘，吐血，盗汗，健忘，遗精，完谷不化，肩胛背痛
神堂	T_5 棘突下，正中线旁开3寸	咳嗽，气喘，胸腹满，肩痛，脊背急强
譩譆	T_6 棘突下，正中线旁开3寸	咳嗽，气喘，肩背痛，季胁引少腹痛，目眩，鼻衄，疟疾，热病汗不出

续表

足太阳膀胱经	位置	主治
膈关	T_7 棘突下，正中线旁开3寸	饮食不下，呕吐，嗳气，胸中噎闷，脊背强痛
魂门	T_9 棘突下，正中线旁开3寸	胸胁胀痛，背痛，饮食不下，呕吐，肠鸣泄泻
阳纲	T_{10} 棘突下，正中线旁开3寸	肠鸣，腹痛，泄泻，黄疸，消渴
意舍	T_{11} 棘突下，正中线旁开3寸	腹胀，肠鸣，泄泻，呕吐，饮食不下
胃仓	T_{12} 棘突下，正中线旁开3寸	腹胀，胃脘痛，水肿，小儿食积，脊背痛
肓门	L_1 棘突下，正中线旁开3寸	上腹痛，痞块，便秘，妇人乳疾
志室	L_2 棘突下，正中线旁开3寸	遗精，阳痿，阴痛下肿，小便淋沥，水肿，腰脊强痛
胞肓	平第2骶后孔，正中线旁开3寸	肠鸣，腹胀，腰脊痛，大小便不利，阴肿
秩边	骶管裂孔旁开3寸	腰骶痛，下肢痿痹，大小便不利，阴痛，痔疾
合阳	腘横纹下2寸，委中与承山连线上	腰脊痛引腹，下肢酸痛，麻痹，崩漏，疝痛
承筋	合阳与承山之间，腓肠肌腹中央	小腿痛，膝酸重，腰背拘急，痔疾，霍乱转筋
承山	腓肠肌肌腹下，伸小腿时，肌腹下出现交角处	腰背病，腿痛转筋，痔疾，便秘，脚气，鼻衄，癫疾，疝气，腹痛
飞扬	承山穴外下方，昆仑穴上7寸	头痛，目眩，鼻塞，鼻衄，腰背痛，腿软无力，癫狂
跗阳	足外踝后方，昆仑直上3寸	头重，头痛，腰腿痛，下肢瘫痪，外踝红肿
昆仑	跟腱与外踝之间凹陷处	头痛，项强，目眩，鼻衄，疟疾，肩背拘急，腰痛，脚跟痛，小儿痫证，难产
仆参	外踝后下方，昆仑直下，当跟骨凹陷处赤白肉际	下肢痿弱，足跟痛，霍乱转筋，癫痫，脚气膝肿
申脉	外踝正下方凹陷中	痫证，癫狂，头痛，眩晕，失眠，腰痛，足胫寒，不能久立坐，目赤痛，项强
金门	申脉前下方，骰骨外侧凹陷中	癫痫，小儿惊风，腰痛，外踝痛，下肢痹痛
京骨	足跗外侧，第5跖骨粗隆下，赤白肉际	癫痫，头痛，目翳，项强，腰腿疼，膝痛脚挛
束骨	足跗外侧，第5跖骨小头后下方，赤白肉际	癫狂，头痛，项强，目眩，腰背痛，下肢后侧痛
足通谷	第5跖趾关节前下方凹陷处赤白肉际	头痛，项痛，目眩，鼻衄，癫狂
至阴	足小趾外侧，距指甲角0.1寸	头痛，鼻塞，鼻衄，目痛，足下热，胞衣不下，胎位不正，难产

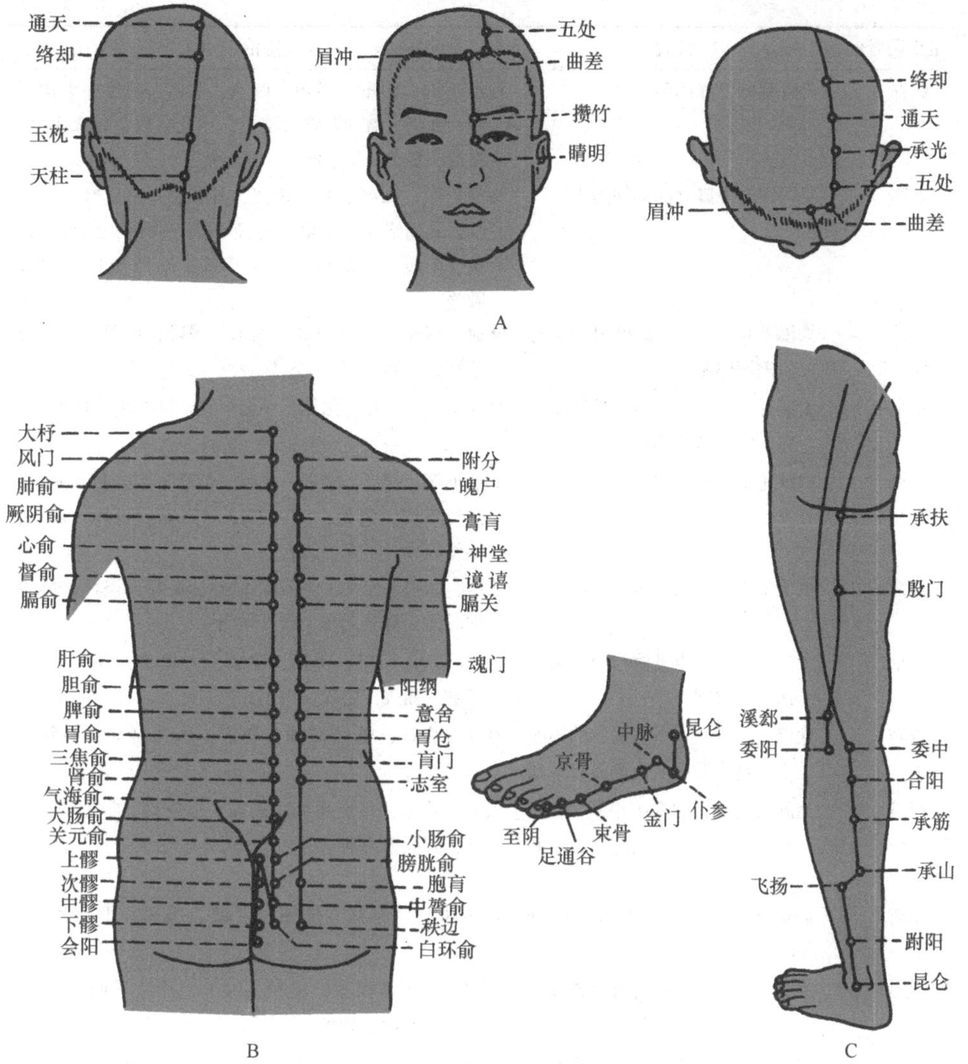

图25　足太阳膀胱经

8）足少阴肾经（表8和图26）

表8　足少阴肾经主要腧穴

足少阴肾经	位置	主治
涌泉	足心前1/3的凹陷中	头顶痛，头晕，眼花，咽喉痛，舌干，失音，小便不利，大便难，小儿惊风，足心热，癫疾，霍乱转筋，昏厥

续表

足少阴肾经	位置	主治
然谷	舟骨粗隆下缘凹陷中	月经不调，阴挺，阴痒，白浊，遗精，阳痿，小便不利，泄泻，胸胁胀痛，咯血，小儿脐风，口噤不开，消渴，黄疸，下肢痿痹，足跗痛
太溪	足内踝与跟腱之间的凹陷中	头痛目眩，咽喉肿痛，齿痛，耳聋，耳鸣，咳嗽，气喘，胸痛咯血，消渴，月经不调，失眠，健忘，遗精，阳痿，小便频数，腰脊痛，下肢厥冷，内踝肿痛
大钟	太溪下 0.5 寸，当跟腱附着部的内侧凹陷中	咳血，气喘，腰脊强痛，痴呆，嗜卧，足跟痛，二便不利，月经不调
水泉	太溪直下方 1 寸，当跟骨结节之内侧前上部凹陷中	月经不调，痛经，阴挺，小便不利，目昏花，腹痛
照海	内踝正下缘凹陷中	咽喉干痛，痫证，失眠，嗜卧，惊恐不宁，目赤肿痛，月经不调，痛经，赤白带下，阴挺，阴痒，疝气，小便频数，不寐，脚气
复溜	太溪上 2 寸，当跟腱之前缘	泄泻，肠鸣，水肿，腹胀，腿肿，足痿，盗汗，脉微细时无，身热无汗，腰脊强痛
交信	太溪上 2 寸，当复溜与胫骨内侧面后缘之间	月经不调，崩漏，阴挺，泄泻，大便难，睾丸肿痛，五淋，疝气，阴痒，泻痢赤白
筑宾	太溪上 5 寸，太溪与阴谷的连线上，约当腓肠肌内侧肌腹下端	癫狂，痫证，呕吐涎沫，疝痛，小儿脐疝，小腿内侧痛
阴谷	当腘窝内侧，和委中相平，在半腱肌腱和半膜肌腱之间，屈膝取穴	阳痿，疝痛，月经不调，崩漏，小便难，阴中痛，癫狂，膝股内侧痛
横骨	耻骨联合上际，当曲骨穴旁开 0.5 寸	阴部痛，少腹痛，遗精，阳痿，遗尿，小便不通，疝气
大赫	横骨上 1 寸，中极旁开 0.5 寸	阴部痛，子宫脱垂，遗精，带下，月经不调，痛经，不妊，泄泻，痢疾
气穴	横骨上 2 寸，关元穴旁开 0.5 寸	月经不调，白带，小便不通，泄泻，痢疾，腰脊痛，阳痿
四满	横骨上 3 寸，石门旁开 0.5 寸	月经不调，崩漏，带下，不孕，产后恶露不净，小腹痛，遗精，遗尿，疝气，便秘，水肿
中注	横骨上 4 寸，阴交旁开 0.5 寸	月经不调，腰腹疼痛，大便燥结，泄泻，痢疾
肓俞	神阙旁 0.5 寸	腹痛绕脐，呕吐，腹胀，痢疾，泄泻，便秘，疝气，月经不调，腰脊痛
商曲	肓俞上 2 寸，下脘旁开 0.5 寸	腹痛，泄泻，便秘，腹中积聚
石关	肓俞上 3 寸，建里旁开 0.5 寸	呕吐，腹痛，便秘，产后腹痛，妇人不孕

续表

足少阴肾经	位置	主治
阴都	肓俞上4寸，中脘旁开0.5寸	腹胀，肠鸣，腹痛，便秘，妇人不孕，胸胁痛，疟疾
腹通谷	肓俞上5寸，上脘旁开0.5寸	腹痛，腹胀，呕吐，心痛，心悸，胸痛，暴喑
幽门	肓俞上6寸，巨阙旁开0.5寸	腹痛，呕吐，善哕，消化不良，泄泻，痢疾
步廊	第5肋间，中庭穴旁开2寸	胸痛，咳嗽，气喘，呕吐，不嗜食，乳痈
神封	第4肋间，膻中穴旁开2寸	咳嗽，气喘，胸胁支满，呕吐，不嗜食，乳痈
灵墟	第3肋间，任脉旁开2寸	咳嗽，气喘，痰多，胸胁胀痛，呕吐，乳痈
神藏	第2肋间，任脉旁开2寸	咳嗽，气喘，胸痛，烦满，不嗜食
彧中	第1肋间，任脉旁开2寸	咳嗽，气喘，痰壅，胸胁胀满，不嗜食
俞府	锁骨下缘，任脉旁开2寸	咳嗽，气喘，胸痛，呕吐，不嗜食

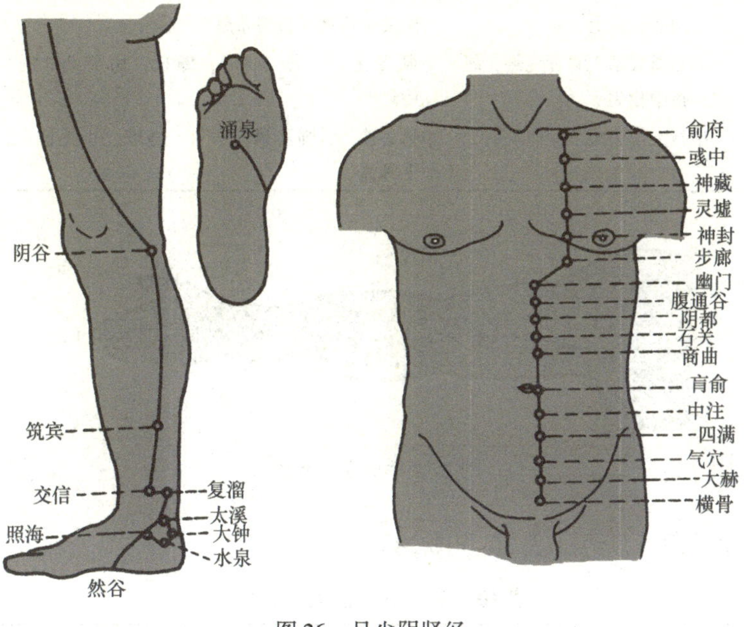

图26　足少阴肾经

9）手厥阴心包经（表9和图27）。

表26　手厥阴心包经主要腧穴

手厥阴心包经	位置	主治
天池	第4肋间乳头外1寸	胸闷，心烦，咳嗽，痰多，气喘，胸痛，腋下肿痛，瘰疬，疟疾，乳痈

续表

手厥阴心包经	位置	主治
天泉	腋纹头下2寸肱二头肌长短头之间	心痛，胸胁胀满，咳嗽，胸背及上臂内侧痛
曲泽	肘横纹上肱二头肌腱尺侧缘	心痛，善惊，心悸，胃痛，呕吐，转筋，热病，烦躁，肘臂痛，上肢颤动，咳嗽
郄门	掌长肌腱与桡侧腕屈肌腱之间腕横纹上5寸	心痛，心悸，胸痛，心烦，咳血，呕血，衄血，疔疮，癫疾
间使	掌长肌腱与桡侧腕屈肌腱之间腕横纹上3寸	心痛，心悸，胃痛，呕吐，热病，烦躁，疟疾，癫狂，痫证，腋肿，肘挛，臂痛
内关	掌长肌腱与桡侧腕屈肌腱之间腕横纹上2寸	心痛，心悸，胸痛，胃痛，呕吐，呃逆，失眠，癫狂，痫证，郁证眩晕，中风，偏瘫，哮喘，偏头痛，热病，产后血晕，肘臂挛痛
大陵	掌长肌腱与桡侧腕屈肌腱之间腕横纹上	心痛，心悸，胃痛，呕吐，惊悸，癫狂，痫证，胸胁痛，腕关节疼痛，喜笑悲恐
劳宫	掌心横纹第3掌骨桡侧，屈指中指指尖下	中风昏迷，中暑，心痛，癫狂，痫证，口疮，口臭，口中烂
中冲	中指尖端中央	中风昏迷，舌强不语，中暑，昏厥，小儿惊风，热病，舌下肿痛

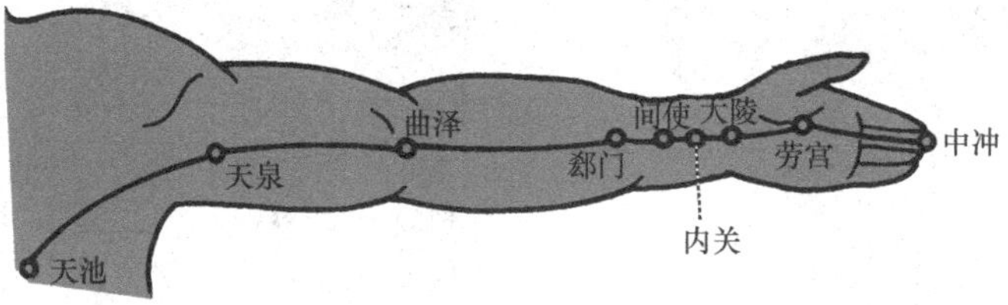

图27　手厥阴心包经

10）手少阳三焦经（表10和图28）。

表10　手少阳三焦经主要腧穴

手少阳三焦经	位置	主治
关冲	无名指尺侧去爪甲0.1寸	头痛，目赤，耳聋，耳鸣，喉痹，舌强，热病，心烦
液门	第4、5指指缝间，指掌关节前凹陷中	头痛，目赤，耳痛，耳鸣，耳聋，喉痹，疟疾，手臂痛
中渚	第4、5掌指关节后的掌骨间，当液门后1寸，握拳取穴	头痛，目眩，目赤，目痛，耳聋，耳鸣，喉痹，肩背肘臂疼痛，手指不能屈伸，脊膂痛，热病

续表

手少阳三焦经	位置	主治
阳池	伏掌，手背横纹上，当指总伸肌腱尺侧凹陷中	腕痛，肩臂痛，耳聋，疟疾，消渴，口干，喉痹
外关	阳池上2寸，当桡尺骨之间	热病，头痛，颊痛，耳聋，耳鸣，目赤肿痛，胁痛，肩背痛，肘臂屈伸不利，手指疼痛，手颤
支沟	阳池穴上3寸，桡尺骨之间	暴喑，耳聋，耳鸣，肩背酸痛，胁肋痛，呕吐，便秘，热病
会宗	阳池穴上3寸，支沟穴尺侧，尺骨桡侧缘	耳聋，痫证，上肢肌肤痛
三阳络	阳池穴上4寸，桡尺两骨之间	暴喑，耳聋，手臂痛，龋齿痛
四渎	肘尖下方5寸，桡尺骨之间	暴喑，暴聋，齿痛，呼吸气短，咽阻如梗，前臂痛
天井	尺骨鹰嘴后上方，屈肘呈凹陷处	偏头痛，胁肋颈项肩臂痛，耳聋，瘰疬，瘿气，癫痫
清冷渊	天井穴上1寸，屈肘取穴	头痛，目黄，肩臂痛不能举
消泺	尺骨鹰嘴与肩髎穴的连线上，当臑会与清冷渊中点	头痛，颈项强痛，臂痛，齿痛，癫疾
臑会	尺骨鹰嘴与肩髎穴连线上，肩髎穴直下3寸	肩臂痛，瘿气，瘰疬，目疾，肩胛肿痛
肩髎	肩峰后下际，上臂外展平举，于肩髃穴后寸许凹陷中	臂痛，肩重不能举
天髎	肩井穴与曲垣穴连线的中点，当肩胛骨上角处	肩臂痛，颈项强痛，胸中烦满
天牖	乳突后下部，胸锁乳突肌后缘，在天容穴与天柱穴的平行线上	头晕，头痛，面肿，目昏，暴聋，项强
翳风	耳垂后方，下颌角与乳突之间凹陷中	耳鸣，耳聋，口眼歪斜，牙关紧闭，颊肿，瘰疬
瘈脉	乳突中央，当翳风穴与角孙穴沿耳翼连线的下1/3折点处	头痛，耳聋，耳鸣，小儿惊痫，呕吐，泄痢
颅息	耳后，当翳风穴与角孙穴沿耳翼连线的上1/3折点处	头痛，耳鸣，小儿惊痫，呕吐涎沫
角孙	折耳在耳尖近端，颞颥部入发际处	耳部肿痛，目赤肿痛，目翳，齿痛，唇燥，项强，头痛
耳门	耳屏上切迹前方，下颌骨髁状突后缘凹陷中，张口取穴	耳聋，耳鸣，聤耳，齿痛，颈颔痛，唇吻强
和髎	在耳门前上方，平耳郭根前，鬓发后缘，当颞浅动脉后缘	头重痛，耳鸣，牙关拘急，颔肿，鼻准肿痛，口歪
丝竹空	眉毛外端凹陷处	头痛，目眩，目赤痛，眼睑瞤动，齿痛，癫痫

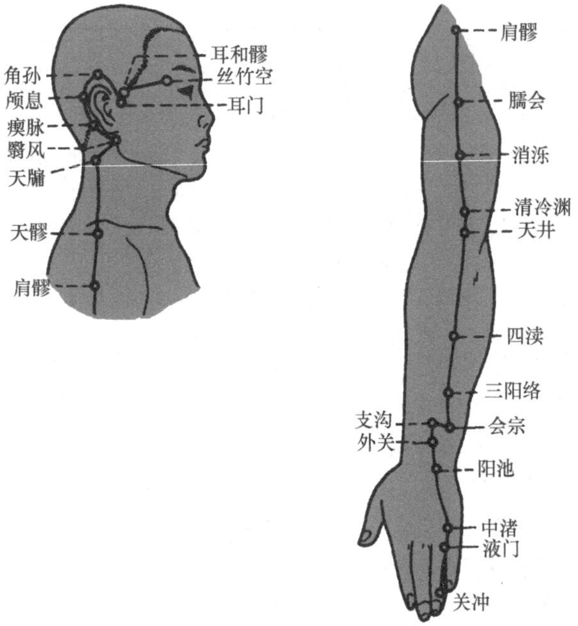

图 28　手少阳三焦经

11）足少阳胆经（表 11 和图 29）。

表 11　足少阳胆经主要腧穴

足少阳胆经	位置	主治
瞳子髎	目外眦外侧，眶骨外侧缘凹陷中	头痛，目赤，目痛，怕光羞明，迎风流泪，远视不明，内障，目翳
听会	耳屏间切迹前，听宫直下，下颌骨髁状突后缘，张口有空处	耳鸣，耳聋，聤耳流脓，齿痛，下颌脱臼，口眼歪斜，面痛，头痛
上关	耳前，颧骨弓上缘，下关穴直上方	头痛，耳鸣，耳聋，聤耳，口眼歪斜，面痛，齿痛，惊痫，瘛疭
颔厌	鬓发中，当头维与曲鬓连线的上 1/4 与下 3/4 的交点处	头痛，眩晕，目外眦痛，齿痛，耳鸣，惊痫，瘛疭
悬颅	头维与曲鬓之间，沿鬓发弧形连线之中点	偏头痛，面肿，目外眦痛，齿痛
悬厘	鬓角之上际，当悬颅与曲鬓之中点	偏头痛，面肿目外眦痛，耳鸣，上齿痛
曲鬓	耳前上方入鬓发内，约当角孙前 1 横指	偏头痛，颔颊肿，牙关紧闭，呕吐，齿痛，目赤肿痛，项强不得顾
率谷	耳郭尖上方，角孙穴之上，入发际 1.5 寸	头痛，眩晕，呕吐，小儿惊风

续表

足少阳胆经	位置	主治
天冲	耳郭根后上方，入发际2寸，率谷穴后约0.5寸	头痛，齿龈肿痛，癫痫，惊恐，瘿气
浮白	耳后乳突后上方，当天冲与头窍阴的弧形连线的中点	头痛，颈项强痛，耳鸣，耳聋，齿痛，瘰疬，瘿气，臂痛不举，足痿不行
头窍阴	乳突后上方，当浮白与完骨的连线上	头痛，眩晕，颈项强痛，胸胁痛，口苦，耳鸣，耳聋，耳痛
完骨	乳突后下方凹陷中	头痛，颈项强痛，颊肿，喉痹，龋齿，口眼歪斜，癫痫，疟疾
本神	前发际内0.5寸，正中线旁开3寸	头痛，目眩，癫痫，小儿惊风，颈项强痛，胸胁痛，半身不遂
阳白	前额，眉毛中点上1寸	头痛，目眩，目痛，外眦疼痛，眼睑瞤动，雀目
头临泣	前额，阳白穴直上，入发际0.5寸，于神庭与头维之间	头痛，目眩，目赤痛，流泪，目翳，鼻塞，鼻渊，耳聋，小儿惊痫，热病
目窗	头临泣后1寸，当头临泣与风池穴的连线上	头痛，目眩，目赤肿痛，远视，近视，面浮肿，上齿龋肿，小儿惊痫
正营	目窗后1寸，头临泣与风池的连线上	头痛，头晕，目眩，唇吻强急，齿痛
承灵	正营后1.5寸，头临泣与风池的连线上	头痛，眩晕，目痛，鼻渊，鼻衄，鼻窒，多涕
脑空	风池穴直上，脑户穴相平处	头痛，颈项强痛，目眩，目赤肿痛，鼻塞，耳聋，癫痫，惊悸，热病
风池	胸锁乳突肌与斜方肌上端之间的凹陷中，入发际1寸	头痛，眩晕，颈项强痛，目赤痛，目泪出，鼻渊，鼻衄，耳聋，气闭，中风，口眼歪斜，疟疾，热病，感冒，瘿气
肩井	大椎与肩峰连线的中点	肩背痹痛，手臂不举，颈项强痛，乳痈，中风，瘰疬，难产，诸虚百损
渊腋	侧卧，当腋中线上，于第4肋间隙，举臂取穴	胸满，胁痛，腋下肿，臂痛不举
辄筋	渊腋前1寸，当第4肋间隙，侧卧取穴	胸胁痛，喘息，呕吐，吞酸，腋肿，肩臂痛
日月	乳头下方，第7肋间隙处	胁肋疼痛胀满，呕吐，吞酸，呃逆，黄疸
京门	侧卧，于侧腹部，当12肋骨游离端下际	肠鸣，泄泻，腹胀，腰胯痛
带脉	侧卧，在第11肋骨游离端直下与脐相平处	月经不调，赤白带下，疝气，腰胯痛

续表

足少阳胆经	位置	主治
五枢	仰卧，在腹侧髂前上棘之前0.5寸，约平脐下3寸处	阴挺，赤白带下，月经不调，疝气，少腹痛，便秘，腰胯痛
维道	五枢穴前下0.5寸	腰胯痛，少腹痛，阴挺，疝气，带下，月经不调，水肿
居髎	髂前上棘与股骨大转子之最高点连线的中点处	腰腿痹痛，瘫痪，足痿，疝气
环跳	侧卧屈股，在股骨大转子最高点与骶骨裂孔的连线上，外1/3与中1/3的交点处	腰胯疼痛，半身不遂，下肢痿痹，遍身风疹，挫闪腰痛，膝踝肿痛不能转侧
风市	大腿外侧，腘横纹上7寸，股外侧肌与股二头肌之间，当直立垂手时，中指止点处	中风半身不遂，下肢痿痹麻木，遍身瘙痒，脚气
中渎	大腿外侧，腘横纹上5寸，当股外侧肌与股二头肌之间	下肢痿痹麻木，半身不遂
膝阳关	阳陵泉直上，股骨外上髁的上方凹陷中	膝髌肿痛，腘筋挛急，小腿麻木
阳陵泉	腓骨小头前下方凹陷中	半身不遂，下肢痿痹麻木，膝肿痛，脚气，胁肋痛，口苦，呕吐，黄疸，小儿惊风，破伤风
阳交	外踝尖上7寸，腓骨后缘	胸胁胀满疼痛，面肿，惊狂，癫疾，瘛疭，膝股痛，下肢痿痹
外丘	外踝尖上7寸，与阳交相平，于腓骨前缘	颈项强痛，胸胁痛，狂犬伤毒不出，下肢痿痹，癫疾，小儿龟胸
光明	外踝尖直上5寸，当胫骨前缘，趾长伸肌和腓骨短肌之间	目痛，夜盲，乳胀痛，膝痛，下肢痿痹，颊肿
阳辅	外踝尖上4寸，微向前，当腓骨前缘	偏头痛，目外眦痛，缺盆中痛，腋下肿，瘰疬，胸胁下肢外侧痛，疟疾，半身不遂
悬钟	外踝尖上3寸，当腓骨后缘与腓骨长短肌腱之间凹陷处	半身不遂，颈项强痛，胸腹胀满，胁肋疼痛，膝腿痛，脚气，腋下肿
丘墟	外踝前下缘，当趾长伸肌腱的外侧凹陷中	颈项痛，腋下肿，胸胁痛，下肢痿痹，外踝肿痛，疟疾，疝气，目赤肿痛，目生翳膜，中风偏瘫
足临泣	第4、5跖骨结合部的前方凹陷中，当小趾伸肌腱的外侧	头痛，目外眦痛，目眩，乳痈，瘰疬，胁肋痛，疟疾，中风偏瘫，痹痛不仁，足跗肿痛
地五会	第4、5跖骨间，当小趾伸肌腱的内侧缘	头痛，目赤痛，耳鸣，耳聋，胸满，胁痛，腋肿，乳痈，月行肿，跗肿
侠溪	第4、5趾缝间，当趾蹼缘的上方纹头处	头痛，眩晕，惊悸，耳鸣，耳聋，目外眦赤痛，颊肿，胸胁痛，膝股痛，月行酸，足跗肿痛，疟疾
足窍阴	第4趾外侧，距甲角0.1寸许	偏头痛，目眩，目赤肿痛，耳聋，耳鸣，喉痹，胸胁痛，足跗肿痛，多梦，热病

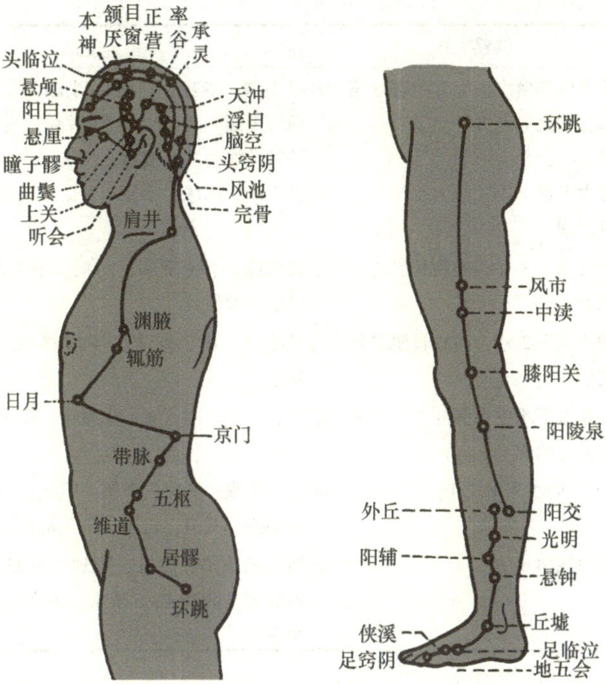

图 29　足少阳胆经

12）足厥阴肝经（表 12 和图 30）。

表 12　足厥阴肝经主要腧穴

足厥阴肝经	位置	主治
大敦	足蹈指外侧去甲角 0.1 寸	疝气，缩阴，阴中痛，月经不调，血崩，尿血，癃闭，遗尿，淋疾，癫狂，痫证，少腹痛
行间	足第 1、2 趾纹头处	月经过多，闭经，痛经，白带，阴中痛，遗尿，淋疾，疝气，胸胁满痛，呃逆，咳嗽
太冲	足第 1、2 跖骨结合部前凹陷中	头痛，眩晕，疝气，月经不调，癃闭，遗尿，小儿惊风，癫狂，痫证，胁痛，腹胀，黄疸，呕逆，咽痛嗌干，目赤肿痛，膝股内侧痛，足跗肿，下肢痿痹
中封	内踝前方在商丘与解溪两穴之间	疝气，阴茎痛，遗精，小便不利，黄疸，胸腹胀满，腰痛，足冷，内踝肿痛
蠡沟	内踝尖上 5 寸胫骨内侧面中央	月经不调，赤白带下，阴挺，阴痒，疝气，小便不利，睾丸肿痛，小腹满，腰背拘急不可仰俯，胫部酸痛
中都	内踝尖上 7 寸胫骨内侧面中央	胁痛，腹胀，泄泻，疝气，小腹痛，崩漏，恶露不尽
膝关	胫骨内髁后下方阴陵泉后 1 寸	膝膑肿痛，寒湿走注，历节风痛，下肢痿痹

续表

足厥阴肝经	位置	主治
曲泉	膝关节内侧横纹头上方半腱半膜肌止端之前上方	月经不调，痛经，白带，阴挺，阴痒，产后腹痛，遗精，阳痿，疝气，小便不利，头痛，目眩，癫狂，膝膑肿痛，下肢痿痹
阴包	股骨内上髁上 4 寸股内肌与缝匠肌之间	月经不调，遗尿，小便不利，腰骶痛引小腹
足五里	气冲穴直下 3 寸，内收长肌之外侧处	少腹胀痛，小便不利，阴挺，睾丸肿痛，嗜卧，四肢倦怠，颈疬
阴廉	气冲穴直下 2 寸，内收长肌之外侧处	月经不调，赤白带下，少腹疼痛，股内侧痛，下肢挛急
急脉	耻骨联合下缘中点旁开 2.5 寸股静脉之内侧	疝气，阴挺，阴茎痛，少腹痛，股内侧痛
章门	第 11 浮肋游离端之下	腹痛，腹胀，肠鸣，泄泻，呕吐，神疲肢倦，身瞤动，胸胁痛，黄疸，痞块，小儿疳积，腰脊痛
期门	锁骨中线第 6 肋间	胸胁胀满疼痛，呕吐，呃逆，吞酸，腹胀，泄泻，饥不欲食，胸中热，咳喘，奔豚，疟疾，伤寒热入血室

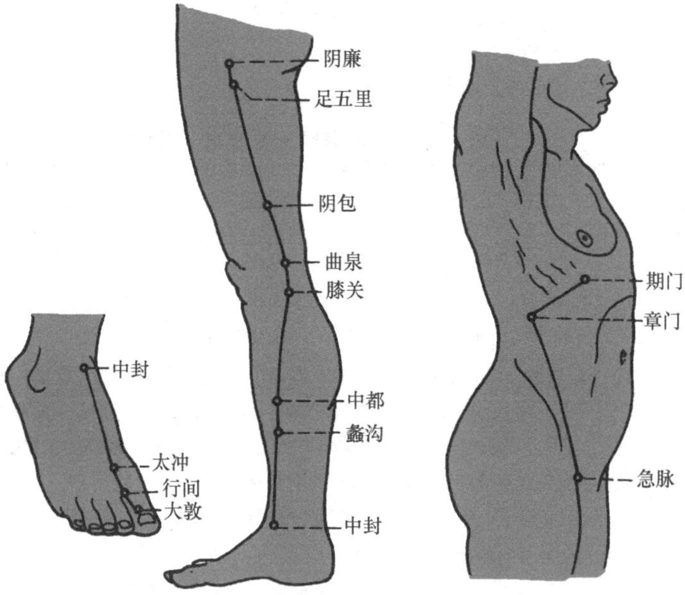

图 30 足厥阴肝经

13）任脉（表13和图31）。

表13 任脉主要腧穴

任脉	位置	主治
会阴	肛门与阴囊（或大阴唇后联合）连线中点	溺水窒息，昏迷，癫狂，惊痫，小便难，遗尿，阴痛，阴痒，阴部汗湿，脱肛，阴挺，疝气，痔疾，遗精，月经不调
曲骨	前正中线耻骨联合上缘凹陷中	少腹胀满，小便淋沥，遗尿，疝气，遗精，阳痿，阴囊湿痒，月经不调，赤白带下，痛经
中极	前正中线脐下4寸	小便不利，遗尿不禁，阳痿，早泄，遗精，白浊，疝气偏坠，积聚疼痛，月经不调，阴痛，阴痒，带下，崩漏，阴挺，产后恶露不止，胞衣不下，水肿
关元	前正中线脐下3寸	中风脱证，虚劳冷惫，羸瘦无力，少腹疼痛，霍乱吐泻，痢疾，脱肛，疝气，便血，溺血，小便不利，尿频，尿闭，遗精，白浊，阳痿，早泄，月经不调，经闭，经痛，赤白带下，阴挺，崩漏，阴门瘙痒，恶露不止，胞衣不下，消渴，眩晕
石门	前正中线脐下2寸	腹胀，泄利，绕脐疼痛，奔豚疝气，水肿，小便不利，遗精，阳痿，经闭，带下，崩漏，产后恶露不止
气海	前正中线脐下1.5寸	绕脐腹痛，水肿鼓胀，脘腹胀满，水谷不化，大便不通，泄痢不禁，癃淋，遗尿，遗精，阳痿，疝气，月经不调，痛经，经闭，崩漏，带下，阴挺，产后恶露不止，胞衣不下，脏气虚惫，形体羸瘦，四肢乏力
阴交	前正中线脐下1寸	绕脐冷痛，腹满水肿，泄泻，疝气，阴痒，小便不利，奔豚，血崩，带下，产后恶露不止，小儿陷囟，腰膝拘挛
神阙	脐中	中风虚脱，四肢厥冷，尸厥，风痫，形惫体乏，绕脐腹痛，水肿鼓胀，脱肛，泄利，便秘，小便不禁，五淋，妇女不孕
水分	前正中线脐上1寸	腹痛，腹胀，肠鸣，泄泻，反胃，水肿，小儿陷囟，腰背强急
下脘	前正中线脐上2寸	脘痛，腹胀，呕吐，呃逆，食谷不化，肠鸣，泄泻，痞块，虚肿
建里	前正中线脐上3寸	胃脘疼痛，腹胀，呕吐，食欲不振，肠中切痛，水肿
中脘	前正中线脐上4寸	胃脘痛，腹胀，呕吐，呃逆，反胃，吞酸，纳呆，食不化，疳积，臌胀，黄疸，肠鸣，泄利，便秘，便血，胁下坚痛，虚劳吐血，哮喘，头痛，失眠，惊悸，怔忡，脏躁，癫狂，痫证，尸厥，惊风，产后血晕
上脘	前正中线脐上5寸	胃脘疼痛，腹胀，呕吐，呃逆，纳呆，食不化，黄疸，泄利，虚劳吐血，咳嗽痰多，癫痫
巨阙	前正中线脐上6寸	胸痛，心痛，心烦，惊悸，尸厥，癫狂，痫证，健忘，胸满气短，咳逆上气，腹胀暴痛，呕吐，呃逆，噎膈，吞酸，黄疸，泄利

续表

任脉	位置	主治
鸠尾	前正中线脐上7寸	心痛，心悸，心烦，癫痫，惊狂，胸中满痛，咳嗽气喘，呕吐，呃逆，反胃，胃痛
中庭	前正中线胸骨体下缘	胸腹胀满，噎膈，呕吐，心痛，梅核气
膻中	前正中线两乳头连线中点	咳嗽，气喘，咯唾脓血，胸痹心痛，心悸，心烦，产妇少乳，噎膈，臌胀
玉堂	前正中线平第3肋间	膺胸疼痛，咳嗽，气短，喘息，喉痹咽肿，呕吐寒痰，两乳肿痛
紫宫	前正中线平第2肋间	咳嗽，气喘，胸胁支满，胸痛，喉痹，吐血，呕吐，饮食不下
华盖	前正中线平第1肋间	咳嗽，气喘，胸痛，胁肋痛，喉痹，咽肿
璇玑	前正中线，胸骨柄中点	咳嗽，气喘，胸满痛，喉痹咽肿，胃中有积
天突	胸骨上窝正中	咳嗽，哮喘，胸中气逆，咯唾脓血，咽喉肿痛，舌下急，暴喑，瘿气，噎膈，梅核气
廉泉	喉结上方舌骨下缘凹陷	舌下肿痛，舌根急缩，舌纵涎出，舌强，中风失语，舌干口燥，口舌生疮，暴喑，喉痹，聋哑，咳嗽，哮喘，消渴，食不下
承浆	颏唇沟正中凹陷中	口眼歪斜，唇紧，面肿，齿痛，齿衄，龈肿，流涎，口舌生疮，暴喑不言，消渴嗜饮，小便不禁，癫痫

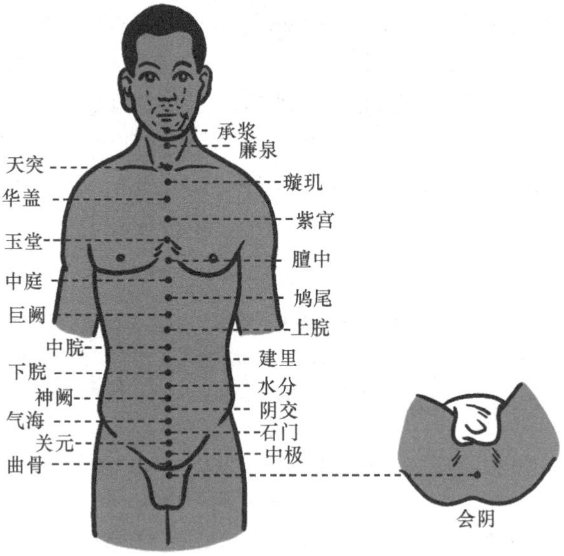

图31　任脉

14）督脉（表14和图32）。

表14 督脉主要腧穴

督脉	位置	主治
长强	尾骨尖端与肛门连线之中点	泄泻，痢疾，便秘，便血，痔疾，癫狂，痫证，瘛疭，脊强反折，癃淋，阴部湿痒，腰脊尾骶部疼痛
腰俞	骶管裂孔中央	腰脊强痛，腹泻，便秘，痔疾，脱肛，便血，癫痫，淋浊，月经不调，下肢痿痹
腰阳关	$L_4 \sim L_5$	腰骶疼痛，下肢痿痹，月经不调，赤白带下，遗精，阳痿，便血
命门	$L_2 \sim L_3$	虚损腰痛，脊强反折，遗尿，尿频，泄泻，遗精，白浊，阳痿，早泄，赤白带下，胎屡坠，五劳七伤，头晕耳鸣，癫痫，惊恐，手足逆冷
悬枢	$L_1 \sim L_2$	腰脊强痛，腹胀，腹痛，完谷不化，泄泻，痢疾
脊中	$T_{11} \sim T_{12}$	腰脊强痛，黄疸，腹泻，痢疾，小儿疳积，痔疾，脱肛，便血，癫痫
中枢	$T_{10} \sim T_{11}$	黄疸，呕吐，腹满，胃痛，食欲不振，腰背痛
筋缩	$T_9 \sim T_{10}$	癫狂，惊痫，抽搐，脊强，背痛，胃痛，黄疸，四肢不收，筋挛拘急
至阳	$T_7 \sim T_8$	胸胁胀痛，腹痛黄疸，咳嗽气喘，腰背疼痛，脊强，身热
灵台	$T_6 \sim T_7$	咳嗽，气喘，项强，背痛，身热，疔疮
神道	$T_5 \sim T_6$	心痛，惊悸，怔忡，失眠健忘，中风不语，癫痫，瘛疭，腰脊强，肩背痛，咳嗽，气喘
身柱	$T_3 \sim T_4$	身热头痛，咳嗽，气喘，惊厥，癫狂痫证，腰脊强痛，疔疮发背
陶道	$T_1 \sim T_2$	头痛项强，恶寒发热，咳嗽，气喘，骨蒸潮热，胸痛，脊背酸痛，疟疾，癫狂，角弓反张
大椎	$C_7 \sim T_1$	热病，疟疾，咳嗽，喘逆，骨蒸潮热，项强，肩背痛，腰脊强，角弓反张，小儿惊风，癫、狂、痫证，五劳虚损，七伤乏力，中暑，霍乱，呕吐，黄疸，风疹
哑门	后正中线入发际上0.5寸	舌缓不语，音哑，头重，头痛，颈项强急，脊强反折，中风尸厥，癫狂，痫证，癔症，衄血，重舌，呕吐
风府	后正中线入发际上1寸	癫狂，痫证，癔症，中风不语，悲恐惊悸，半身不遂，眩晕，颈项强痛，咽喉肿痛，目痛，鼻衄
脑户	后正中线枕骨粗隆上缘凹陷处	头重，头痛，面赤，目黄，眩晕，面痛，音哑，项强，癫狂痫证，舌本出血，瘿瘤
强间	后正中线发际上4寸	头痛，目眩，颈项强痛，癫狂痫证，烦心，失眠，口歪
后顶	前后发际连线中点向后0.5寸	头痛，眩晕，项强，癫狂痫证，烦心，失眠
百会	后发际向上7寸	头痛，眩晕，惊悸，健忘，尸厥，中风不语，癫狂，痫证，癔症，瘛疭，耳鸣，鼻塞，脱肛，痔疾，阴挺，泄泻
前顶	头部中线入前发际3.5寸	癫痫，头晕，目眩，头顶痛，鼻渊，目赤肿痛，小儿惊风
囟会	头部中线入前发际2寸	头痛，目眩，面赤暴肿，鼻渊，鼻衄，鼻痔，鼻痈，癫痫，嗜睡，小儿惊风

续表

督脉	位置	主治
上星	头部中线入前发际1寸	头痛，眩晕，目赤肿痛，迎风流泪，面赤肿，鼻渊，鼻衄，鼻痔，鼻痈，癫狂，痫证，小儿惊风，疟疾，热病
神庭	头部中线入前发际0.5寸	头痛，眩晕，目赤肿痛，泪出，目翳，雀目，鼻渊，鼻衄，癫狂，痫证，角弓反张
素髎	鼻尖	鼻塞，鼻衄，鼻流清涕，鼻中息肉，鼻渊，酒渣鼻，惊厥，昏迷，新生儿窒息
水沟	人中沟上中1/3交点处	昏迷，晕厥，暑病，癫狂，痫证，急慢惊风，鼻塞，鼻衄，风水面肿，歪僻，齿痛，牙关紧闭，黄疸，消渴，霍乱，瘟疫，脊膂强痛，挫闪腰疼
兑端	人中沟下端与红唇相交处	昏迷，晕厥，癫狂，癔症，口歪唇动，消渴嗜饮，口疮臭秽，齿痛，口噤，鼻塞
龈交	上唇系带与齿龈相交处	齿龈肿痛，口歪口噤，口臭，齿衄，鼻渊，面赤颊肿，唇吻强急，面部疮癣，两腮生疮，癫狂，项强

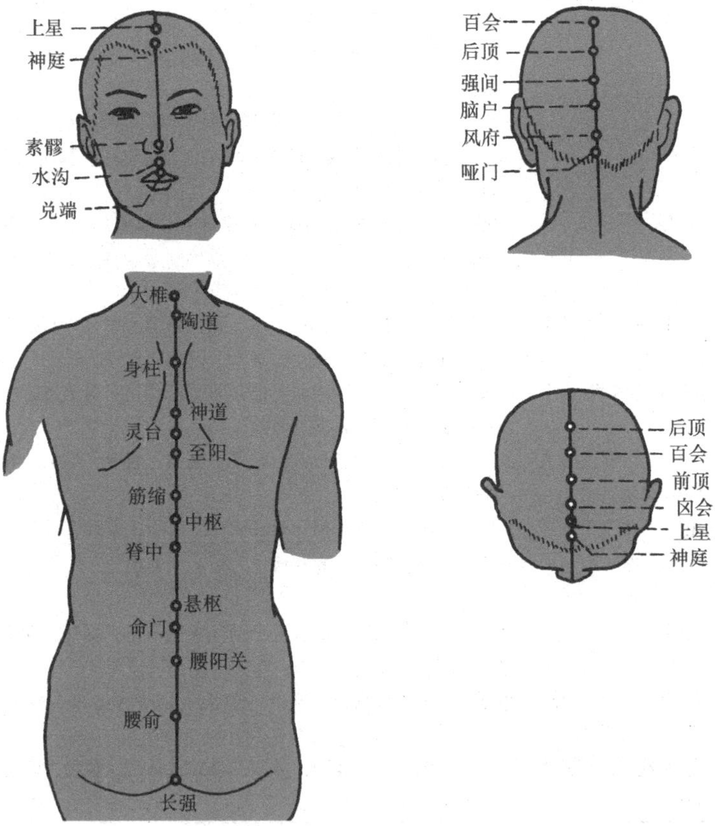

图32　督脉

15）常用耳穴与主治（图33）

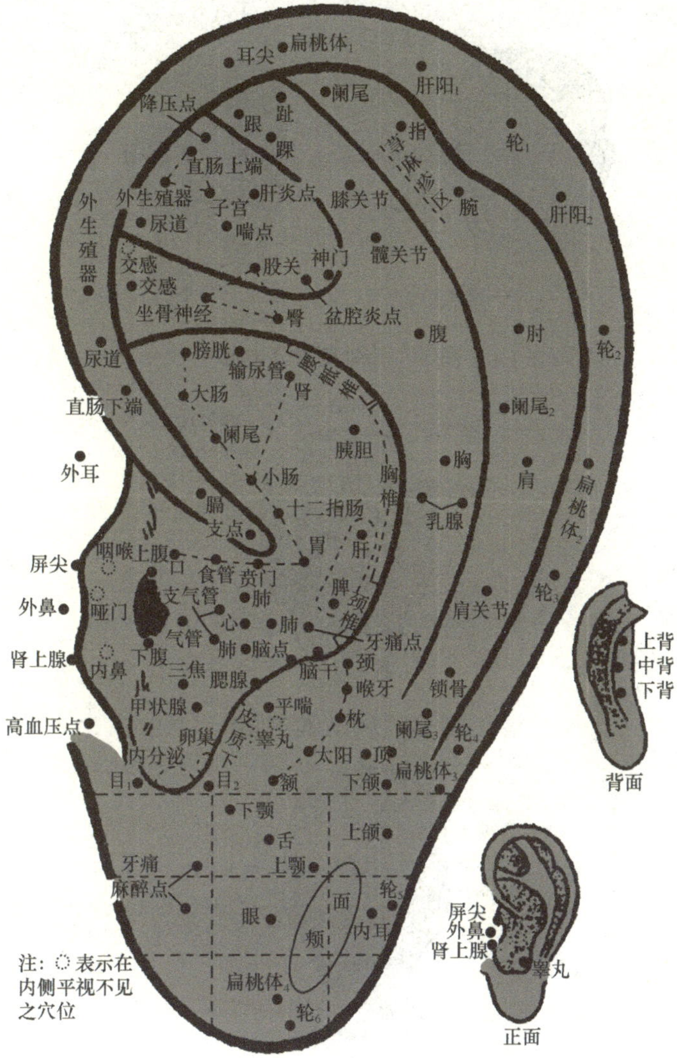

图33 耳穴图

16）常用头针穴位及主治

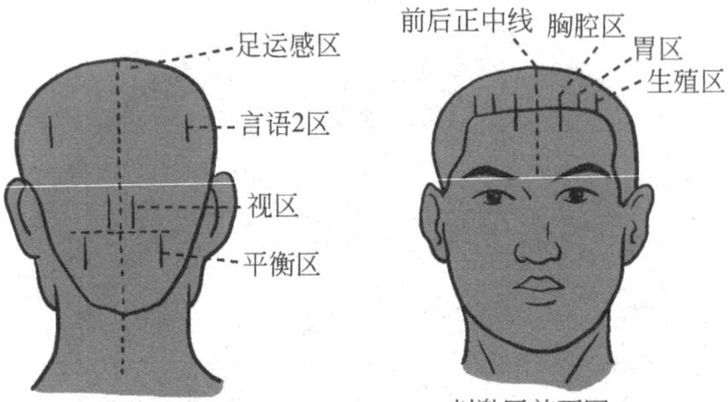

刺激区后面图　　刺激区前面图

图 34　头针刺激分布图

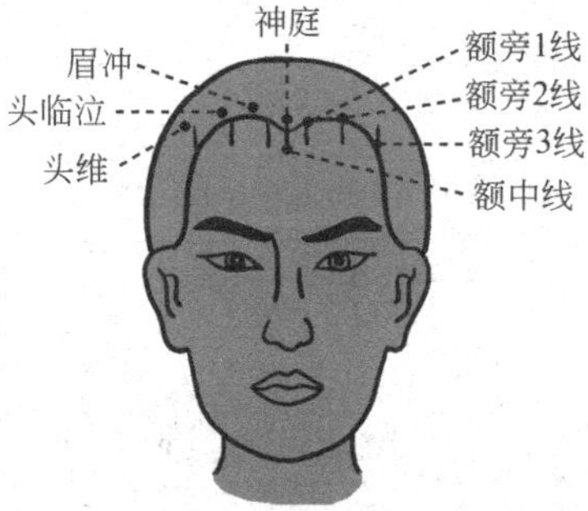

图 35　头针定位正位图

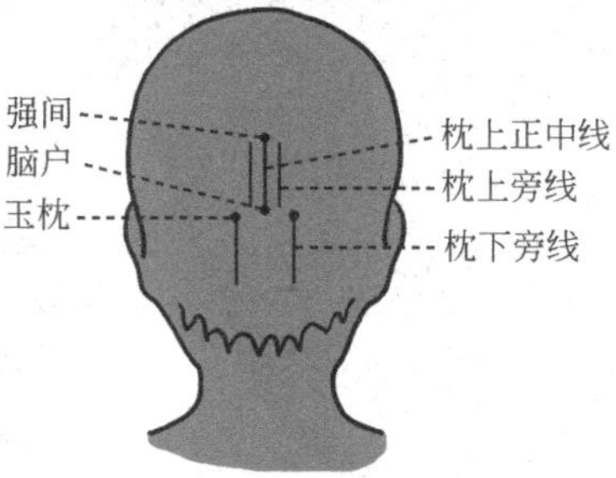

图 36　头针定位后位图

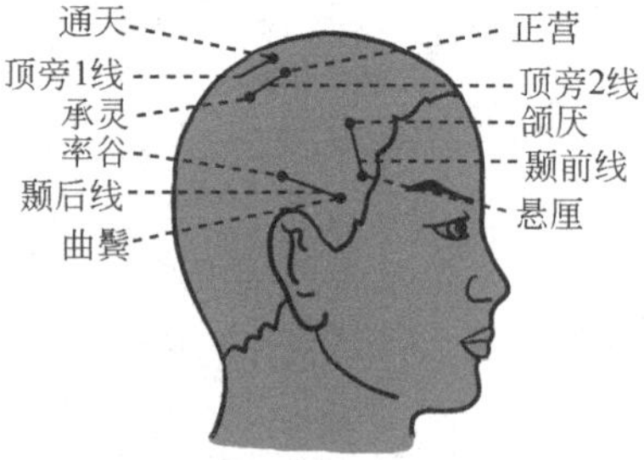

图 37　头针定位侧位图

下篇

电针优势治疗技术的临床应用

9 上呼吸道感染

9.1 概述

9.1.1 概念

上呼吸道感染简称上感，为外鼻孔至环状软骨下缘包括鼻腔，咽或喉部的急性炎症反应。常见的病原体为病毒，少数为细菌。一般病情较轻，病程较短，有自限性，预后良好。

9.1.2 病因病理

（1）西医病因病理

其感染多数由病毒引起，细菌感染可以直接继发于病毒感染之后，以溶血性链球菌、肺炎链球菌和葡萄球菌为多。当淋雨、受凉、气候突变或过度劳累时，呼吸道局部防御功能降低，致使细菌或病毒迅速繁殖，导致上呼吸道黏膜血管充血和分泌物增多，伴单核细胞浸润，浆液性炎性渗出，从而引发本病。

（2）中医病因病机

中医认为本病是人体感受六淫之邪、时行毒邪所致。六淫之邪以风邪为主，因风为六淫之首，流动于四时之中，故外感为病，常以风邪为先导。风邪侵袭，每多夹寒、夹热、夹时疫之气。风寒束肺则毛窍闭塞，邪郁于肺，肺气不宣；风热犯肺则肺失清肃，腠理疏泄失职；暑湿伤表，阻遏清阳，肺卫不和。本病病位在卫表肺系，病邪在外、在表，故以卫表不和为主。

9.1.3 临床表现

本病起病较急，潜伏期短。早期有咽部不适、流泪、打喷嚏、鼻塞、声重、流涕等症状，之后出现全身症状畏寒、低热。病初患者鼻部有清水样分泌物，以后可变稠，成黄脓样。病情进一步发展，可侵入喉部、气管、支气管，出现声音嘶哑、味觉迟钝、呼吸不畅、咳嗽加重或伴少量黏痰，甚者全身不适，发热、周身酸痛、头痛、乏力、腹胀、便秘。少数患者可伴有单纯性疱疹。

9.1.4 临床诊断

(1) 西医诊断

起病多较急，表现为上呼吸道卡他症状和鼻咽腔的充血水肿及分泌物；扁桃体肿大充血，表面可见黄色点状脓性分泌物；实验室外周血检测可作出病因诊断。

(2) 中医诊断

临证以卫表及鼻咽症状为主，可见鼻塞、流涕、喷嚏、咽痒、咽痛、周身酸楚不适、恶风或恶寒，或有发热等。由于风邪有夹暑、夹湿、夹燥的不同，还可见相关症状。时行感冒多呈流行性，在同一时期发病人数剧增，且病证相似，突然起病，恶寒、发热、周身酸痛、疲乏无力，病情一般较普通感冒为重。病程一般3～7天，普通感冒一般不传变，时行感冒少数可传变入里，变生他病。四季皆可发病，而以冬、春两季为多。

9.2 电针技术在上呼吸道感染中的临床应用

技术一

取穴 风池、合谷、大椎、印堂；风寒型配列缺、风门；风热型配曲池、外关；暑湿型配中脘、支沟、足三里。

操作规程 针刺得气后接电针仪，用疏密波，强度以患者耐受为度，留针30分钟，每日1次，10次为1个疗程。

注意事项 风池穴应注意针刺宜向鼻尖斜刺0.8～1.2寸，严禁向内上方深刺，以免误伤延髓而危及生命。

技术二

取穴 头维、迎香、合谷、大椎、肺俞。

操作规程 针刺得气后接电针仪，用疏密波，强度以患者耐受为度，留针30分钟，每日1次，10次为1个疗程。

注意事项 肺俞穴针刺宜向脊柱方向斜刺0.5～0.8寸。

按语

电针治疗上呼吸道感染，不但能治疗头痛、鼻塞、咳嗽、流涕等局部症状，还可调整人体免疫功能，应根据症状对症取穴，能很快缓解症状，发热时可配合耳尖放血，电针完后喝一碗热粥，常会汗出热退。

10　支气管哮喘

10.1　概述

10.1.1　概念

支气管哮喘是一种由多种细胞（如嗜酸粒细胞、肥大细胞、中性粒细胞和T淋巴细胞、呼吸道上皮细胞等）和细胞组分参与的支气管反应性过度增高的疾病，以发作性伴哮鸣音的呼气性呼吸困难为主要临床特征。

10.1.2　病因病理

（1）西医病因病理

西医认为本病发病因素复杂，大多认为与基因遗传有关，也可能有吸入物、食物、感染、药物等激发因素作用于机体诱发。其发作机理主要是过敏原及其他过敏因素引起的支气管尤其是细支气管平滑肌的可逆性痉挛、狭窄，从而引发一系列的症状。

（2）中医病因病机

中医认为，其发生因宿痰内伏于肺，由于复感外邪、饮食、情志、劳倦等诱因，诱动内伏之宿痰，致痰阻气道，肺不得宣，肺气上逆，发而为喘；久病之后或体质素弱，肾气虚损，气不归纳，诸气上浮而致喘。哮病的病位在肺，多为实证，其反复发作，易损伤脾、肾、心，则由实转虚，表现为肺、脾、肾、心等脏器的虚弱之候。肺虚气不化津，则易受外邪侵袭；脾虚运化失司，则积湿生痰；肾虚摄纳失常，则阳虚水泛为痰；心虚鼓脉无力，则易发生“喘脱”危候。

10.1.3　临床表现

发作前有打喷嚏、流涕、咳嗽、胸闷等症状，之后表现为发作性伴有哮鸣音的呼气性呼气困难，或发作性的胸闷和咳嗽，严重者患者被迫端坐呼吸，干咳或咳大量白色泡沫痰，甚至大汗淋漓、四肢发冷、口唇发白。临床症状可在数分钟内发作，经数小时或数天，用支气管舒张剂治疗或自行缓解。听诊可闻及双肺广泛哮鸣音，呼气声延长。哮喘发作时多并发气胸、纵隔气肿、肺不张等疾病。

10.1.4 临床诊断

(1) 西医诊断

①有典型的胸闷、呼吸困难、呼气延长伴有哮鸣等哮喘症状。②发作时胸部多较饱满，叩诊呈过清音，听诊可闻呼吸音减弱，呼气延长，两肺满布哮鸣音及干啰音，继发感染时可闻及湿啰音。③血液检查血嗜酸粒细胞通常增多，并发感染白细胞总数可增加。胸部X线检查仅见两肺纹理增粗或透亮度增高。④症状不典型者可做支气管扩张试验、支气管激发试验或运动试验、抗原皮试、动脉血气分析等。

(2) 中医诊断

①发作时喉中哮鸣有声，呼吸困难，甚则张口抬肩不能平卧，或口唇指甲发绀。②呈发作性，常因气候、饮食不当、情志失调、劳累等因素诱发，先兆症状为鼻痒、喷嚏、咳嗽、胸闷。③有过敏史及家族史。

10.2 电针技术在支气管哮喘中的临床应用

技术一

取穴 天突、膻中、中府（双）。

操作规程 针刺天突穴针尖应向胸骨柄后缓慢刺入1.2寸，膻中向上平刺1寸，中府斜刺或平刺0.5~0.8寸，得气后接电针仪，阳极接天突、膻中，阴极接中府，用间断波，频率18次/分，中等强度刺激。留针30分钟，每日1次，15次为1个疗程。一般2~3个疗程，疗程间隔3天。

注意事项 针刺天突勿过深，否则易刺伤气管；直刺中府过深易损伤肺部造成气胸。

技术二

取穴 孔最（双）、鱼际（双）。

操作规程 用1寸毫针快速进针3~5分，得气后施泻法，针感达同侧胸部为佳。然后接电针仪，用连续波，频率160次/分，以病人耐受为度，留针30分钟。

按语

电针治疗哮喘，急性期以控制症状为主，缓解期以扶助正气、提高抗病能力为主。大多急性发作者在电针30分钟均可缓解症状；缓解期可每日配合艾灸风门、肺俞、脾俞、肾俞、膏肓、关元、气海、足三里等穴，每次取3~5穴，灸15~20分钟，灸3~6个月，有较好的预防作用。对哮喘持续时间长，电针30分钟不能缓解者，应采取综合治疗措施。

11　过敏性鼻炎

11.1　概述

11.1.1　概念

过敏性鼻炎即变应性鼻炎，是指特应性个体接触变应原后主要由 IgE 介导的介质（主要是组胺）释放，并有多种免疫活性细胞和细胞因子等参与的鼻黏膜非感染性炎性疾病。

11.1.2　病因病理

（1）西医病因病理

过敏性鼻炎是一种由基因与环境互相作用而诱发的多因素疾病，变应性鼻炎的危险因素可能存在于所有年龄段。遗传因素变应性鼻炎患者具有特应性体质，通常显示出家族聚集性，已有研究发现某些基因与变应性鼻炎相关联。变应原是诱导特异性 IgE 抗体并与之发生反应的抗原。它们多来源于动物、植物、昆虫、真菌或职业性物质。其成分是蛋白质或糖蛋白，极少数是多聚糖。变应原主要分为吸入性变应原和食物性变应原。

（2）中医病因病机

本病的发生，内因多为肺脾功能失调，外因多为感受风寒，异气之邪侵袭鼻窍而致。

11.1.3　临床表现

过敏性鼻炎的典型症状主要是阵发性喷嚏、清水样鼻涕、鼻塞和鼻痒。部分伴有嗅觉减退。喷嚏：每天数次阵发性发作，每次多于 3 个，多在晨起或者夜晚或接触过敏原后立刻发作。清涕：大量清水样鼻涕，有时可不自觉从鼻孔滴下。鼻塞：间歇或持续，单侧或双侧，轻重程度不一。鼻痒：大多数患者鼻内发痒，花粉症患者可伴眼痒、耳痒和咽痒。检查：鼻黏膜苍白、双下甲水肿，总鼻道及鼻底可见清涕或黏涕。

11.1.4　临床诊断

(1) 西医诊断

临床症状喷嚏、清水样涕、鼻塞、鼻痒等症状出现 2 项以上（含 2 项），每天症状持续或累计在 1 小时以上。可伴有眼痒、结膜充血等眼部症状。体征常见鼻黏膜苍白、水肿、鼻腔水样分泌物。变应原皮肤点刺试验阳性，和（或）血清特异性 IgE 阳性，必要时可行鼻激发试验。

(2) 中医诊断

肺气虚弱，感受风寒：肺气虚弱，会引起卫外功能不足，卫表不固，腠理疏松，风寒之邪则易乘虚而入，肺受寒邪，肺气不得通调，鼻为肺窍，肺气不宣，鼻窍不利，而致鼻鼽。脾气虚弱：脾气虚弱，可导致肺气不足，肺失宣降，则津液停聚，使寒湿久凝鼻部而致病。肾气亏虚：肾虚者，鼻鼽多为常年性，鼻痒不适，喷嚏连连，时间较长。肾的阳气不足，寒水上泛，则致鼻流清涕。

11.2　电针技术在过敏性鼻炎中的临床应用

取穴　鼻五穴（双迎香、双上迎香、印堂）。

操作规程　常规进针，平补平泻，接电针连续波，留 30 分钟，每日 1 次，9 次为 1 个疗程。

注意事项　针刺时多取印堂、迎香、合谷等穴，但针时要正确掌握方向，印堂刺向鼻根，迎香针刺向鼻窦，鼻腔内有良好针感即加电，可使鼻塞豁然通畅。

按语

电针治疗过敏性鼻炎近期疗效较好，但同时应避开过敏源。慢性鼻炎日久不愈，可酌情配合艾灸法，以提高疗效。

对有嗅觉功能障碍者用电针负极接攒竹（透印堂）正极接迎香（透鼻通），通电 15 分钟。同时针百会、上星、合谷，留针 15 分钟，每日或隔日 1 次有较好效果。

12 慢性胃炎

12.1 概述

12.1.1 概念

慢性胃炎是指各种原因引起的胃黏膜慢性炎症性或萎缩性病变，临床以幽门螺杆菌感染为其主要原因，多数患者无明显症状。其发病随年龄而增加，男性多于女性，一般无季节性。

12.1.2 病因病理

（1）西医病因病理

西医认为本病主要是由多种理化因素刺激或由感染及细菌毒素导致胃黏膜上皮遭到反复损害后增生修复，其特异的再生能力发生改变，最终导致不可逆的胃黏膜层固有腺体的萎缩甚至消失。

（2）中医病因病机

中医认为本病多因饮食不调、感受寒邪、饮酒过度、郁闷气滞不舒所致；或因肝气久郁，化火伤阴，瘀血内阻，致病情加重；或肝气犯胃，饮食停聚，中焦气机不通，发为本病；或脾胃虚弱，夹湿、夹瘀所致；或禀赋不足，劳倦过度，久病正气不复所致。胃气阻滞，胃失和降为本病的基本病机。

12.1.3 临床表现

本病临床表现无特异性，多数病人无任何症状，部分病人会表现为上腹胀满不适、早饱、隐痛、嗳气、恶心、反酸、食欲不佳等消化不良症状，一般无明显规律性，进食后加重。胆汁反流所致者，常有明显持久的上腹部不适或疼痛，尤其进食后加重。本病常以胃镜检查和活体组织检查确诊。

12.1.4 临床诊断

（1）西医诊断

上腹胀满不适、早饱、隐痛、嗳气、恶心、反酸、食欲不佳，一般无明显规律性，纤维胃镜及胃液检查可帮助确诊。

(2) 中医诊断

慢性胃炎应属于中医"胃痛"范畴，应辨寒热虚实，在气在血，及兼夹证。

辨寒热：寒性凝滞收引，可致气机凝滞而作痛，寒有虚实之别，实证多属寒邪犯胃，多见胃痛暴作，疼痛剧烈而拒按，并有喜暖恶凉，苔白，脉弦紧等特点；脾胃阳虚之虚寒胃痛，多隐隐作痛，喜温喜按，遇冷加剧，四肢不温，舌淡苔薄，脉弱。热结火郁，胃气失和之胃痛，多为灼痛，痛势急迫，伴烦渴喜饮，喜冷恶热，便秘溲赤，舌红苔黄少津，脉弦数。

辨虚实：胃痛且胀，大便秘结不通者多属实，痛而不胀，大便溏薄者多属虚，喜凉者多实，喜温者多虚，拒按者多实，喜按者多虚，食后痛甚者多实，饥而痛增者多虚，痛剧固定不移者多实，痛缓无定处者多虚，新病体壮者多实，久病体虚者多虚，脉实者多实，脉虚者多虚。

辨气血：初痛在气，久痛在血；在气者胃胀且痛，以胀为主，痛无定处，时痛时止，触之无形；病属血分者，持续刺痛，痛有定处，夜间尤甚，舌质紫暗或有瘀斑，脉涩，或伴吐血、便血。

12.2 电针技术的临床应用

取穴 内关（双）、足三里（双）、中脘、百会、梁门、梁丘

操作规程 病人取仰卧位，穴位常规消毒，针刺得气后，每次选4～6穴，接电针仪，用频率120次/分的连续波，强度以病人能耐受为度，通电30分钟，每日1次，10次为1个疗程，间隔2天接下一个疗程，共2～3个疗程。

按语

电针治疗慢性胃炎，如能坚持治疗，往往能收到很好的远期疗效。但应分清胃炎的类别，如果伴有溃疡出血者，一般不用电针治疗，必须考虑中西医综合疗法。

13 胆囊炎、胆石症

13.1 概述

13.1.1 概念

胆囊炎是细菌性感染或化学性刺激（胆汁成分改变）引起的胆囊炎性病变，为胆囊的常见病。在腹部外科中其发病率仅次于阑尾炎，本病多见于35～55岁的中年人，女性发病较男性为多，尤多见于肥胖且多次妊娠的妇女。

13.1.2 病因病理

（1）西医病因病理

免疫力低下造成胆道感染，情绪失调，饮食不当，肠道寄生虫病可引起胆囊炎。胆囊炎多由细菌感染引起。胆石梗阻胆道，胆汁淤积浓缩，成分改变，刺激胆黏膜，引起炎变。或胰液反流进入胆道，被胆汁激活的胰消化酶侵蚀胆壁，引起急性胆囊炎。各种细菌（大肠杆菌等）感染，病原菌自血流进入胆囊或蛔虫携带肠内细菌钻入胆道，均可引起胆囊炎。

（2）中医病因病机

七情所伤，气滞血瘀，饮食不节，细菌感染，湿热熏蒸，蛔入胆道等均可导致。

13.1.3 临床表现

胆囊炎、胆石症的主要表现为右上腹持续性疼痛、阵发性加剧，可向右肩背放射；常伴发热、恶心呕吐，但寒战少见，黄疸轻。腹部检查发现右上腹饱满，胆囊区腹肌紧张、明显压痛、反跳痛。

13.1.4 临床诊断

（1）西医诊断

急性胆囊炎发病急骤，右上腹疼痛，恶心，呕吐，可有高热或寒战。急性病容，可见黄疸，右上腹明显压痛，腹肌紧张，墨菲征阳性，或可触及肿大的胆囊。血中白细胞数和中性粒细胞比例增高，核左移或见中毒颗粒。B超是诊断的主要依据，可显示胆囊肿大程度、积液、积脓、胆囊周围渗出性改变。

（2）中医诊断

胁肋痛或绞痛时牵掣背部疼痛，口苦咽干，心烦易怒，脘腹胀满，不欲饮食，或呃逆嗳气，舌暗红苔薄白，脉弦为肝郁气滞；胁肋及脘腹灼热疼痛，痛连肩背，口苦咽干，恶心，便干，或有黄疸，舌红苔黄干，脉弦滑或弦为胆火炽盛；胁肋胀闷疼痛，背部酸沉疼痛，口苦而黏，泛恶欲呕，厌油腻，周身困倦，大便不畅或便溏，目黄身黄，尿黄，舌红胖，苔黄腻，脉弦滑数为湿热内蕴。

13.2　电针技术在胆囊炎、胆石症中的临床应用

取穴　肝俞、胆俞（交替使用）、期门、日月、足三里、阳陵泉。

操作规程　肝俞呈45°角向脊柱斜刺1～1.2寸，日月、期门向内斜刺0.5～0.8寸，余穴直刺1.5寸，强刺激5分钟后，分别在肝（胆）俞-期门、足三里-阳陵泉，两组穴接电针仪，用连续波，中强刺激15分钟，隔日1次左右交替使用，胆绞痛发作时加取腓后点（腓骨小头后缘），电针改疏密波，同时服用消食丹。

注意事项　电针治疗胆结石引起的胆囊炎也不是每个病人都适合的，其适应证：①无严重梗阻的胆管内结石或肝管、胆囊泥沙结石；②症状减轻，无严重并发症的胆管内较大结石；③胆道内结石直径在1cm以下，胆道收缩功能良好；④肝内广泛性小结石，手术难于取尽者，或手术后胆管结石复发者。临床观察，泥沙样结石排石容易，但不易排尽；小块状结石，排石时间较长，但较易排尽；病程短，无严重并发症，又在急性发作者，因势利导，效果较好。

按语

电针对胆囊炎、胆石症有明显缓解和控制临床症状的作用，在疾病急性发作期，具有良好的镇痛作用，经常反复发作的可以减少发作甚至长期控制。若针后上腹痛剧或有阵发性肋下胀痛，突然发热，多提示将有结石排出，但也注意以上症状可能是病情恶化的先兆，应密切观察。若上腹痛突然缓解或高热快速下降，胁肋有由上至下的通畅感时，提示结石已由胆道进入肠道，应注意粪便检查。

14 溃疡性结肠炎

14.1 概述

14.1.1 概念

溃疡性结肠炎是一种慢性、非特异性结肠炎症，病变主要位于结肠黏膜层，以溃疡为主，多累及直肠和远端结肠，严重者遍及整个结肠。临床表现为黏液血性腹泻、腹痛和里急后重，病情易反复发作。本病可发生于任何年龄，以20～40岁多见，男女发病率无明显差别。

14.1.2 病因病理

(1) 西医病因病理

引起本病的原因是多方面的：遗传因素；社会经济地位高、平时活动少及口服避孕药、饮食不洁者发病率高；肠道黏膜免疫系统受侵；大肠埃希菌、双链球菌、轮状病毒和衣原体抗体等原因引起的大肠黏膜弥漫性充血、水肿、变脆，常见密集的小溃疡，黏膜表面覆有黏液脓血。

(2) 中医病因病机

中医认为，本病主要是因脾失健运，湿浊内生，郁而化热。或感受寒湿暑热之邪，损伤脾胃，酿成湿热，导致湿热蕴结大肠，肠道气血凝滞；或饮食不洁，使脾胃受伤，脾运失职，升降失调，清浊不分，引起泄泻；或情志不畅，郁怒伤肝，肝失疏泄，横逆犯脾，导致脾胃不和；或病后体虚，脾胃受损，日久及肾，脾失温煦，运化失职，水谷不化，湿滞内生，遂成泄泻。

14.1.3 临床表现

本病起病缓慢，少数急性起病。病程成慢性，常为发作期与缓解期交替，少数持续并逐渐加重。常因精神刺激、劳累、饮食失调等诱发或加重。腹泻是本病最常见的症状，常为血性黏液脓血便，病变累及直肠则有里急后重。一般有轻度至中度腹痛，病位多在左下腹，腹痛性质为痉挛性，常伴有腹胀、食欲减退、恶心、呕吐等症状。严重者可出现发热、贫血、消瘦、低蛋白血症。

14.1.4 临床诊断

（1）西医诊断

本病可见于任何年龄，20～30岁多见；每日大便2～4次，多伴有腹痛、血便及黏液便，偶有恶心、呕吐、上腹不适等症状；结合实验室血、便常规检测及纤维结肠镜、钡剂灌肠特征性表现即可确诊。

（2）中医诊断

当辨清虚、实、寒、热和证候特点。凡病势急骤，脘腹胀满，腹痛拒按，泻后痛减，小便不利者，多属实证；凡病程较长，腹痛不甚且喜按，小便利，口不渴，多属虚证。粪质清稀如水，腹痛喜温，完谷不化，多属寒湿之证；粪便黄褐，味臭较重，泻下急迫，肛门灼热，多属湿热证。久泻迁延不愈，倦怠乏力，稍有饮食不当，或劳倦过度即复发，多以脾虚为主；泄泻反复不愈，每因情志不遂而复发，多为肝郁脾虚之证；五更泄泻，完谷不化，腰酸肢冷，多为肾阳不足。泄泻而饮食如常，说明脾胃未败，多为轻证，预后良好；泻而不能食，形体消瘦，或暑湿化火，暴泄无度，或久泄滑脱不禁，均属重证。

14.2 电针技术在溃疡性结肠炎中的临床应用

取穴 天枢、上巨虚、大肠俞。脾肾阳虚配脾俞、肾俞、关元；胃肠湿热配阴陵泉、三阴交、水分；肝脾不和配肝俞、脾俞、太冲。

操作规程 脾肾阳虚针刺用补法；胃肠湿热针刺用泻法；肝脾不和针刺脾俞用补法，肝俞、太冲用泻法，其余穴位平补平泻，得气后接电针仪，用连续波，均通电30分钟，频率为200次/分，每日1次，10次为1个疗程，疗程间休息5天。

按语

电针治疗溃疡性结肠炎可改善肠壁的血液循环，调整肠道的功能状态，促使病变肠黏膜炎症的吸收，使溃疡面修复愈合；另外可调整人体免疫系统，从而改善机体内环境，同时还可阻断致病因素对肠黏膜的再侵袭以防止复发。

15　便秘

15.1　概述

15.1.1　概念

便秘是指粪便在肠内滞留过久，秘结不通，排便周期延长，或周期不长，但粪质干结，排出艰难，或粪质不硬，虽有便意，但便而不畅的病证。

15.1.2　病因病理

(1) 西医病因病理

便秘多由平滑肌、腹肌、膈肌、肛提肌张力减低，直肠痉挛、直肠反射减弱或消失所致，肠腔内机械性梗阻或肠腔外受压也可引起便秘；常见于身体虚弱、习惯性便秘及结肠、直肠、肛门肿瘤或肠易激综合征等。

(2) 中医病因病机

饮食不节，情志失调，年老体虚，感受外邪均可导致本病，病机主要是热结、气滞、寒凝、气血阴阳亏虚引起肠道传导失司所致。便秘的病性可概括为寒、热、虚、实四个方面。实者包括热秘、气秘和冷秘，虚者当辨气虚、血虚、阴虚和阳虚的不同。

15.1.3　临床表现

大便时间延长，次数减少，三天以上一次；或粪质干燥坚硬，便下困难；或排出无力，出而不畅。可伴腹胀、腹痛、纳呆、头晕、口臭、肛裂、痔疮、排便带血以及汗出气短、头晕心悸等症。发病常与外感寒热、饮食情志、脏腑失调、坐卧少动、年老体弱等因素有关。起病缓慢，多表现为慢性病变过程。本病证中老年多发，女性多见。并应除外其他内科疾病中所出现的便秘症状。

15.1.4　临床诊断

(1) 西医诊断

大便难解，数日 1 次或粪便干燥，艰涩难解，可伴有腹胀、嗳气、纳差、脱肛、肛裂痔疮等，或有痉挛性疼痛、欲便不畅、口臭症状；常可扪及痉挛收缩的肠段；必要时应做乙状结肠镜检查及胃肠 X 线检查，以排除肠道器质性病变。

(2) 中医诊断

实者多由燥热、寒结、气滞所引起，粪质干燥坚硬，便下困难，肛门灼热，舌苔黄燥或垢腻，属燥热内结；粪质干结，排出艰难，舌淡苔白滑，多为阴寒凝滞；粪质不甚干结，排出断续不畅多为气滞。粪质不干，欲便不出，便下无力，多为气虚。大便干或不干，伴四肢不温，腰膝冷痛，属阳虚便秘；大便干结，伴面色无华，舌淡脉细者，属血虚；大便干结，舌红少津，无苔或少苔，为阴津亏少；舌淡苔少，系气血不足。

15.2　电针技术在便秘中的临床应用

技术一

取穴　耳穴：热秘取便秘点、内分泌、大肠、肺、脾、三焦；气秘取便秘点、内分泌、神门、肺、肝、交感；虚秘取内分泌、皮质下、神门、肝、肾、脾；冷秘取下段、神门、交感、肾、脾。

操作规程　用粗针两枚（可用大头针代替），将电针仪分别接在两针柄上，以连续波同时刺激双耳相同穴位（不刺破皮肤），电流强度以患者能忍受为度。每个穴位刺激 1 分钟。然后以王不留行籽贴在一侧耳穴上，两耳交替，每天按 3 次，每周 2 次，1 个月为 1 个疗程。

技术二

取穴　支沟、天枢、上巨虚。

操作规程　用疏密波中强刺激 15～20 分钟，每日 1 次，5 次为 1 个疗程。

按语

电针治疗习惯性便秘及其他便秘，都有较好的疗效，特别对有便意而排便困难者，用之甚验。对于病程短者，效果甚佳。电针治疗便秘的意义在于通过反射弧的躯体-自主神经反射，使结肠蠕动亢进，直肠内压增高，使低下的排便反射逐渐正常化，从而恢复便意引起排便。对由于精神紧张、焦虑引起的便秘还应调整患者心理状态，培养日常生活的规律性，注意做到定时排便，多吃新鲜蔬菜，重视体育锻炼，以促进胃肠蠕动功能。

16 中风

16.1 概述

16.1.1 概念

中风是以猝然昏仆，不省人事，半身不遂，口眼歪斜，语言不利为主的病证。病轻者可无昏仆而仅见半身不遂及口眼歪斜等症状。

16.1.2 病因病理

(1) 西医病因病理

本病的病因大多数是动脉粥样硬化。其发病机理有多种学说，尚无一种能解释所有的病例。实际上，可能不同的病例有不同的发病机理，常见的有微栓子学说、血流动力学改变学说、颈部动脉受压学说等，最终导致脑部血管缺血或出血引起的短暂或持久的局部脑损害。

(2) 中医病因病机

内伤积损，劳欲过度，饮食不节，情志所伤，气虚邪中都可导致本病。基本病机：总属阴阳失调，气血逆乱。病理基础则为肝肾阴虚。归纳起来不外虚（阴虚、血虚），火（肝火、心火），风（肝风、外风），痰（风痰、湿痰），气（气逆、气滞），血（血瘀）六端。

16.1.3 中风的临床表现

中经络者虽有半身不遂、口眼歪斜、语言不利，但意识清楚；中脏腑则昏不知人，或神识昏糊、迷蒙，伴见肢体不用。闭证属实，因邪气内闭清窍所致，症见神志昏迷、牙关紧闭、口噤不开、两手握固、肢体强痉等。脱证属虚，乃为五脏真阳散脱，阴阳即将离决之候，临床可见神志昏聘无知、目合口开、四肢松懈瘫软、手撒肢冷汗多、二便自遗、鼻息低微等。阳闭有瘀热痰火之象，如身热面赤、气粗鼻鼾、痰声如曳锯、便秘溲黄、舌苔黄腻、舌绛干，甚则舌体卷缩，脉弦滑而数。阴闭有寒湿痰浊之征，如面白唇紫、痰涎壅盛、四肢不温、舌苔白腻、脉沉滑等。

16.1.4 临床诊断

(1) 西医诊断

中风与西医急性脑血管病相近，临床可做脑脊液、眼底及CT、磁共振等检查。短暂性脑缺血发作检查无明显异常。局限性脑梗死，患者脑脊液压力不高，常见在正常范围，蛋白质含量可高。脑CT和磁共振可显示梗死区。出血性中风在起病后1周CT能正确诊断大脑内直径在1cm或更大的血肿。对于脑干内小的血肿或血块已变为与脑组织等密度时，磁共振的诊断比CT可靠。原发性蛛网膜下隙出血主要原因为动脉瘤破裂和动静脉血管畸形，早期CT扫描，可显示破裂附近脑池或脑裂内有无凝血块，脑内或硬膜下血肿及是否并发脑出血。磁共振对原发性蛛网膜下隙出血的诊断并不可靠，无CT条件下，可谨慎进行脑脊液检查。

(2) 中医诊断

具有突然昏仆，不省人事，半身不遂，偏身麻木，口眼歪斜，言语謇涩等特定的临床表现。轻证仅见眩晕，偏身麻木，口眼歪斜，半身不遂等；多急性起病；病发多有诱因，发病之前多有头晕、头痛、肢体一侧麻木、力弱等先兆症状；好发于40岁以上年龄。

16.2 电针技术在中风中的临床应用

技术一

取穴　患侧肩髃、手三里、曲池、合谷、血海、足三里、阳陵泉、悬钟。

操作规程　进针后用平补平泻法，得气后，接治疗仪，选连续波，强调以病人能耐受为度，留针30分钟，每日1次，10次为1个疗程。

技术二

取穴　头针穴：运动障碍取对侧运动区上1/5～3/5及足运感区；语言障碍取语言一区及二区；感觉障碍取对侧感觉区。体穴：患肢阳明经穴及太阳经穴为主，配少阳经穴。

操作规程　头皮针穴用头皮针定位法，毫针按头皮针操作法进针到规定深度，接电针仪，电流强度以能耐受为度，留针30分钟。体穴用快速法进针入皮下后捻转得气即出针。每日1次，10次1个疗程。

按语

电针治疗中风大多选用头皮针穴为主。加用电针，能使血液流变学多项指标改善，并改善大脑皮质血液循环，使缺血区脑血流障碍得以改善，也可使出血造压迫，兴奋性失抑制而处于休克或休眠状态的脑细胞觉醒并迅速恢复其兴奋性，进而促进患肢运动功能逐渐恢复。

17 面神经麻痹

17.1 概述

17.1.1 概念

面神经麻痹是指茎乳突孔内急性非化脓性炎症，引起周围性面神经麻痹，又称贝尔麻痹。以一侧面部表情肌突然瘫痪为临床特征，多见于20~40岁的男性，常为急性发病，与季节气候无明显关系。

17.1.2 病因病理

（1）西医病因病理

其病因尚不明确。多数认为主要是由于骨性的面神经管仅能容纳面神经通过，面神经一旦发生缺血、水肿，则易导致面神经受压，引起一系列的症状；激发因素可能由风寒、病毒感染和自主神经功能不稳等引起局部的神经营养血管痉挛，导致神经的缺血、水肿，从而引起本病。

（2）中医病因病机

中医认为本病多由正气不足，络脉空虚，卫外不固，风邪乘虚入中头面阳明脉络，使颜面一侧营卫不和，气血痹阻，面部经脉失于濡养，肌肉弛缓不收。其风邪有内、外之别，外风与内风之间相互影响，使病情错综复杂。本病病位在脑，与肝、肾密切相关，以风痰瘀血阻滞经脉为基本病机。

17.1.3 临床表现

起病突然，多在清晨醒来时发现一侧眼睑不能闭合及歪嘴。麻痹多为一侧性，初起耳下及乳突部或下颌角常有疼痛感，病侧面部表情消失，额纹消失，不能皱额；眼裂不能闭合或闭合不全，露睛流泪；肌肉张力减低使口角被牵向健侧，鼻唇沟变浅或歪斜，口角下垂；面颊肌瘫痪，进食时食物常嵌在齿颊间，不能做鼓腮、吹哨、露齿等动作。

17.1.4 临床诊断

(1) 西医诊断

根据一侧面肌麻痹的典型症状，无半身不遂、神志不清，结合头颅CT、MRI排除器质性病变即可诊断本病。

(2) 中医诊断

发病突然，口眼歪斜、患侧额纹、鼻唇沟消失，风寒证多有面部吹风受凉诱因，一般无外感表证；风热证往往继发于感冒发热、中耳炎、牙龈肿痛之后，伴有耳后、乳突疼痛。

17.2 电针技术在面神经麻痹中的临床应用

技术一

取穴 阳白、牵正、地仓、承浆、颊车、合谷。

操作规程 选4~6穴，常规消毒，针刺得气后，接电针仪，用疏密波，中等强度刺激，留针30分钟，每日1次，10次为1个疗程。

技术二

取穴 翳风、下关、合谷；配穴：鱼腰、睛明、迎香、颊车、人中、四白、地仓。

操作规程 每次主穴必选，配穴交替选用，负极接主穴，正极接配穴，连续波与疏密波交替使用，宜用中等刺激，留针30分钟，隔日1次，10次为1个疗程，间隔5天接下1个疗程。

注意事项 睛明穴应缓慢刺入0.5~1寸，不可提插捻转进行强刺激，以免刺伤眼球，且起针后应按压片刻防止出血。

按语

电针治疗面神经麻痹有很好的疗效，本病早期治疗是关键，且早期针刺手法宜轻，取穴宜少，患者的病后调摄也很重要，饮食宜清淡，注意休息，患侧眼部如感染，应滴眼药水，外出应戴眼镜防止感染，戴口罩以防受风着凉。

18 面肌痉挛

18.1 概述

18.1.1 概念

面肌痉挛又称面肌抽搐，表现为一侧面部不自主抽搐。抽搐呈阵发性且不规则，程度不等，可因疲倦、精神紧张及自主运动等而加重。起病多从眼轮匝肌开始，然后涉及整个面部。本病多在中年后发生，常见于女性。

18.1.2 病因病理

（1）西医病因病理

面肌痉挛的发病原因的现代医学认为，由于某种压迫使面神经传导发生病理性干扰所致，大部分病人是缘于正常的血管交叉压迫，如小脑后下动脉、小脑前下动脉、椎神经动脉压迫，偶尔由于动脉瘤、动静脉畸形或脑瘤等面神经根部的压迫所致。另一部分患者为特发性面神经瘫痪，恢复后出现继发性的患侧面肌痉挛。可能为面神经炎导致神经脱髓鞘的病理改变而未能恢复正常。仍存在部分的髓鞘脱失，使面神经的电传导易受泛化所致，或面神经炎累及脑干内神经核团，形成类似癫痫病灶而产生面部肌肉的发作性抽动。极少数患者为外伤肿瘤或外科手术后出现患侧面肌痉挛。可能为面神经的恢复过程中与其他脑神经出现短路，当其他神经兴奋时也出现一侧面部肌肉抽动。

（2）中医病因病机

面肌痉挛的发病原因传统医学认为是由于素体阴亏或体弱气虚引起阴虚、血少、筋脉失养或风寒上扰于面部而致，病位在面部阳经与肝、脾、肾、胆、胃等脏腑相关；病性或虚或实。

18.1.3 面肌痉挛的临床表现

原发性面肌痉挛多数在中年以后发病，女性较多。病程初期多为一侧眼轮匝肌阵发性不自主的抽搐，逐渐缓慢扩展至一侧面部的其他面肌，口角肌肉的抽搐最易为人注意，严重者甚至可累及同侧的颈阔肌，但额肌较少累及。抽搐的程度轻重不等，为阵发性、快速、不规律的抽搐。初起抽搐较轻，持续仅几秒，以后逐渐加长可至数分钟或更长，而间歇时间逐渐缩短，抽搐逐渐频繁加重。严重者呈强直性，致同侧眼不能睁开，口角向同侧歪斜，无法说话，常因疲倦、精神紧张、自主运动而加剧，但不能自行模仿或控制其发作。一次抽搐短则数秒，长至10余分钟，间歇期长短不定，病人感到心烦意乱，无法工作或学习，严重影响着病人的身心健康。入眠后多数抽搐停止。双侧面肌痉挛者甚少见。若有，往往是两侧先后起病，多一侧抽搐停止后，另一侧再发作，而且抽搐一侧轻另一侧重，双侧同时发病、同时抽搐者未见报道。少数病人于抽搐时伴有面部轻度疼痛，个别病例可伴有同侧头痛、耳鸣。

18.1.4 临床诊断

(1) 西医诊断

患侧眼裂较健侧缩小，鼻唇沟较健侧加深；再紧闭患侧眼时，出现口角和鼻翼一起向上、向外牵引的动作；患侧面部有笨拙感觉；面肌频繁抽动，可导致心烦，注意力不集中。

(2) 中医诊断

肝气抑郁型：颜面抽搐，头晕耳鸣，精神不振，或伴有哭闹，每因情志波动而诱发。舌红，苔薄白，脉弦缓。

肝血亏虚型：颜面抽搐，时发时止，伴有头晕目眩，舌红苔少，脉弦细无力。

肝风内动型：颜面抽搐，时感头痛头晕，每遇到不快则抽搐加剧，舌暗红，苔薄白偏干，脉弦细有力。治疗宜平肝息风。

风痰阻络型：颜面抽搐，患侧面肌麻木感，伴有面部浮虚，眩晕咳痰，口干不欲饮，舌体胖大，苔薄白润，脉弦滑。

风寒侵袭型：突然颜面抽搐，伴有头痛，鼻塞，恶寒，眼睛流泪，舌淡红，苔薄白，脉浮。治疗宜疏散风寒，佐以解痉。

18.2 电针技术在面肌痉挛中的临床应用

技术一

取穴 主穴、翳风、牵正、下关。配穴：合谷（健侧）、风池、三阴交、太冲（上述穴均取双穴）。眼睑抽搐加太阳、四白、阳白、鱼腰；面颊抽搐加颧髎、迎香；口角抽搐加地仓、颊车；均取患侧。

操作规程 上述穴交替使用，进针得气后，接电针治疗仪，用连续波，小电流强度，高频率70～90次/秒，通电30～60分钟，每日1～2次，6次为1个疗程，疗程间隔2～3天。

技术二

取穴　主穴：患侧下关、翳风、瞳子髎。健侧下关、颧髎、四白。配穴：风痰阻络加风池、丰隆；脾虚风动型加足三里、三阴交；肝风内动加太冲、蠡沟。

操作规程　先针患侧，针下得气后，先浅后深，重插轻提，提插幅度小，频率慢，时间短，留针40分钟。继则针健侧，得气后，先深后浅，轻插重提，提插幅度大，频率快，操作时间长，接电麻仪，用连续波，电波以能耐受为度，每次通电40分钟，针刺隔日1次，20天为1个疗程。

按语

电针对本病有一定疗效，但本病病因较复杂，尤其是病程较长者，较为难治。治疗时还应做好本病的鉴别诊断，如局限性运动性癫痫以口角抽动多见，伴有脑神经受损者，为继发性面肌痉挛，应进一步检查。电针治疗面肌痉挛取穴大多采用局部与远处取穴相结合的方法。局部刺激量大小有许多争议，一般主张刺激量宜小，过强刺激反会使已经兴奋的肌肉更加趋于痉挛状态。由于本病疗效及病程与精神因素有关，故早期治疗和克服精神紧张、波动是有益的。

19 帕金森病

19.1 概述

19.1.1 概念

帕金森病是一种常见的中老年人中枢神经系统变性的锥体外系疾病，以 65 岁以上人群中患病率高，临床以静止性震颤、运动迟缓、肌强直和姿态异常为主要特征，又名震颤麻痹。

19.1.2 病因病理

(1) 西医病因病理

双侧黑质病变，多巴胺能神经元变性受损。由于黑质-纹状体多巴胺投射系统可作用于新纹状体的 D_1 受体而增强直接通路的活动，也可作用于其 D_2 系统抑制间接通路的活动，该受体受损会引起直接活动减弱而间接活动增强，使大脑皮质对运动的发动受到抑制，从而出现运动减少、动作缓慢的一系列症状。

(2) 中医病因病机

中医认为本病多由肝肾阴亏，气血不足，筋脉失养而成；或风火夹痰，互阻络道而成。肝肾阴亏，精血俱耗，导致水不涵木，筋脉失养，虚风内动；气血亏少，不能荣于四末，则筋脉瞤动；痰热动风，风火交盛，痰热互阻等。本病病位在脑，与肝肾密切相关。

19.1.3 临床表现

肌肉强直，随意运动减少，大多数患者在 60 岁以后患病，具有起病隐匿、发展缓慢、逐渐加剧的特点。临床表现为全身肌肉紧张度增高，运动迟缓，面部表情呆板，常伴有静止性震颤，大多每秒 4 ~ 6 次，常从一侧开始，以头部或肢体摇动、颤抖为主要临床症状。轻者仅有头摇或手足微颤，尚能坚持工作和自理生活；重者头部震颤大动甚至痉挛扭转样动作，两手及上下肢颤动不止或兼有项强、四肢拘急等。

19.1.4 临床诊断

(1) 西医诊断

中老年起病，缓慢进行性病程；静止性震颤多自一侧上肢远端开始，逐渐扩展至四肢，精神紧张时加重，做随意运动时减轻；肌强直伴有运动迟缓、步态异常；左旋多巴治疗有效；脑 CT、MRI 检查无特殊性所见。

(2) 中医诊断

头部及肢体摇动、颤抖；可伴随肢体不灵、行动迟缓、步态慌张、表情呆滞、淡漠、言语不利、流涎；发病以中老年多见，素体肝肾阴亏者多见；起病多隐匿，渐进性加重。

19.2 电针技术在帕金森病中的临床应用

技术一

取穴 百会、风池、关元、肝俞、命门、足三里、三阴交、太溪。

操作规程 每次选 4～6 穴交替进行，穴位常规消毒，针刺得气后，接电针仪，用频率 80 次/分的连续波，强度以病人能耐受为度，通电 30 分钟，每日 1 次，10 次为 1 个疗程，疗程间隔 2 天。

注意事项 风池穴应注意针刺方向，针尖微下，向鼻尖方向斜刺 0.8～1.2 寸。必须严格掌握针刺角度与深度，严禁向内上方深刺，以免误伤延髓而危及生命。

技术二

取穴 哑门、颈夹脊。头针：舞蹈震颤控制区。

操作规程 哑门穴强刺激不留针；颈夹脊穴留针 30 分钟；舞蹈震颤控制区，沿帽状腱膜下进针，留针 30 分钟（头顶两侧各一组电极）。接电针仪，用频率 80 次/分的连续波，强度以病人能耐受为度，通电 20 分钟，隔日 1 次，30 次为 1 个疗程，疗程间隔 2 天。

注意事项 哑门穴针刺过深会误伤延髓而危及生命。

按语

震颤麻痹具有复杂性和难治性，而且一般认为具有不可逆性。电针疗法刺激既无痛苦又可达到恒定、规律的刺激量和刺激频率。头部电针能迅速改善病人震颤波的频率、振幅，即刻治疗效果明显。其机制可能是由于针刺经一定途径及中间神经传递，影响脑多巴胺能神经通路，尤其可能作用于黑质-纹状体系统，促进了多巴胺等递质的分泌，从而产生即刻效应。

20 癫痫

20.1 概述

20.1.1 概念

癫痫是一组临床综合征，以在病程中有反复发作的神经元异常放电导致暂时性突发性大脑功能失常为特征。功能失常可表现为运动、感觉、意识、行为、自主神经等功能障碍，或兼有之。本病属于中医“痫病”范畴。

20.1.2 病因病理

(1) 西医病因病理

大多数病人的癫痫（发作）是由脑内外各种疾病所引起，称为继发性、症状性或器质性癫痫。原因不明的称为原发性、特发性或隐源性。

(2) 中医病因病机

痫病的发生，大多由于七情失调，先天因素，脑部外伤，饮食不节，劳累过度，或患他病之后，造成脏腑失调，痰浊阻滞，气机逆乱，风阳内动所致，而尤以痰邪作祟最为重要。

20.1.3 癫痫的临床表现

临床以突然意识丧失甚则仆倒，不省人事、强直抽搐、口吐涎沫、两目上视或口中怪叫、移时苏醒、醒如常人为特征。发作前可伴眩晕、胸闷等先兆，发作后常有疲倦乏力等症状。

20.1.4 癫痫的临床诊断

(1) 西医诊断

除局限性发作外，本病发作的特点是均有意识障碍。

各类型发作均有一定规律，如大发作抽搐规律是先强直，然后阵挛，常伴口吐白沫，咬伤舌部，小便失禁，瞳孔散大，抽搐 5 分钟左右。小发作突现痴呆，不能自主，一侧肢体麻木或抽搐，为时短暂，也可表现短暂性的以幻觉为主的精神障碍。根据既往有无同样发作史，有无脑部疾病，以区别原发性或继发性癫痫。

(2) 中医诊断

任何年龄、性别均可发病，但多在儿童期、青春期或青年期发病，可有家族史，每因惊恐、劳累、情志过极等诱发。典型发作时突然昏倒，不省人事，两目上视，四肢抽搐，口吐涎沫，或有异常叫声等，或仅有突然呆木，两眼瞪视，呼之不应，或头部下垂，肢软无力，面色苍白等。局限性发作可见多种形式，如口、眼、手等局部抽搐而无突然昏倒，或凝视，或语言障碍，或无意识动作等。多数在数秒至数分钟即止。发作前可有眩晕、胸闷等先兆症状。发作突然，醒后如常人，醒后对发作时情况不知，反复发作。来势急骤，神昏卒倒，不省人事，口噤牙紧，颈项强直，四肢抽搐者，病性属风；发作时口吐涎沫，气粗痰鸣，呆木无知，发作后或有情志错乱，幻听，错觉，或有梦游者，病情属痰；有卒倒啼叫，面赤身热，口流血沫，平素或发作后有大便秘结，口臭苔黄者，病性属热；发作时面色潮红、紫红，继则青紫，口唇发绀，或有颅脑外伤、产伤等病史者，病性属瘀。

20.2 电针技术在癫痫中的临床应用

技术一

取穴 间歇期分4组。头部取前顶、神庭或大椎、脑户；上腹部取鸠尾、上脘；上肢取会宗、天池或间使、内关；下肢取足三里、丰隆，发作时取百会、水沟、太溪、涌泉。

操作规程 每次取2组穴交替使用，用毫针视病人胖瘦，头部穴沿皮斜刺3cm左右，上腹穴直刺4～7cm，上肢穴直刺2～4cm，下肢穴直刺2～8cm，用电针仪疏密波，留针通电30分钟，每日1次，5天为1个疗程。发作期选2穴强刺激或灸百会。

技术二

取穴 主穴：百会、人中、大椎、鸠尾、中脘、间使、丰隆、涌泉。配穴：昼发配申脉，夜发配照海。

操作规程 常规进针，得气后接电疗机，用疏密波，强度以患者能耐受为度，通电30分钟，发作频繁者每日1～2次，发作间隔时间较长者隔日1次或每周2次。

按语

癫痫的发生有先天和后天的因素，其发病与郁火、瘀血、气乱有关。电针治疗癫痫，以休止期为宜，发作者因患者不易配合不宜使用，电针治疗可达到减轻症状，减少发作次数，对原发性癫痫疗效较好，对疗效不太理想者，可配合药物治疗。如电针前病人正在服药期间，不宜马上停止已服的抗癫痫药物，而应在医生指导下逐渐减少。

21 头痛

21.1 概述

21.1.1 概念

头痛是临床常见的自觉症状，可单独出现，亦见于多种疾病的过程中。本节所讨论的头痛，是指因外感六淫、内伤杂病而引起的以头痛为主要表现的一类病证。

21.1.2 病因病理

(1) 西医病因病理

头痛可见于西医学内、外、神经、精神、五官等各科疾病中。本节所涉及的主要为内科常见的头痛，如血管性头痛、紧张性头痛、三叉神经痛、外伤后头痛、部分颅内疾病、神经官能症及某些感染性疾病、五官科疾病的头痛等。

(2) 中医病因病机

头痛的病因不外外感与内伤两类：感受外邪，情志失调，先天不足或房事不节，饮食劳倦及体虚久病，头部外伤或久病入络。

基本病机为不通则痛，不荣则痛。外感头痛属表属实；内伤头痛中气血亏虚、肾精不足之头痛属虚证，肝阳、痰浊、瘀血所致之头痛多属实证。虚实在一定条件下可以相互转化。

21.1.3 头痛的临床表现

以头部疼痛为主要临床表现，可伴有头晕、乏力、恶心、呕吐等。

21.1.4 头痛的临床诊断

(1) 西医诊断

①疼痛发生在头部一侧额颞、前额、巅顶，或左或右，辗转发作，或呈全头痛。②头痛性质多为跳痛、刺痛、胀痛、昏痛、隐痛或头痛如裂等，持续时间可数分钟也可持续数周。③隐匿起病，逐渐加重或反复发作。④应查血液、血压、脑电图、脑 CT、经颅多普勒等检查，以明确病因，排除器质性疾病。

(2) 中医诊断

外感头痛因外邪致病，属实证，起病较急，一般疼痛较剧，多表现为掣痛、跳痛、灼痛、胀痛、重痛，痛无休止。内伤头痛以虚证或虚实夹杂证为多见，如起病缓慢，疼痛较轻，表现为隐痛、空痛、昏痛，痛势悠悠，遇劳加重，时作时止，多属虚证；如因肝阳、痰湿导致的头痛则为实证。各种头痛迁延不愈，病久入络，又可转变为血瘀头痛。大抵太阳头痛，在头后部，下连于项；阳明头痛，在前额部及眉棱骨等处；少阳头痛，在头之两侧，并连及于耳；厥阴头痛则在巅顶部位，或连目系。

21.2 电针技术在头痛中的临床应用

技术一

取穴 主穴：太阳、风池、百会、印堂，配穴：三阴交、太冲、神门、内关。

操作规程 毫针快速刺入穴位，提插捻转，得气后加治疗仪，选疏密波，留针 30 分钟，每日 1 次，14 次为 1 个疗程，1 个疗程间隔 3 ~ 5 天。

技术二

取穴 阿是穴、风池、合谷，配穴：前额加印堂、头维、神庭、太阳、迎香；颠顶痛加率谷、太阳、翳风；后枕痛加风府、颈夹脊；全头痛加印堂、神庭、太阳、百会、率谷。

操作规程 取 1 ~ 1.5 寸毫针刺入，平补平泻，得气后用电针仪分别接在阿是穴和风池穴针柄上，用连续波，频率 150 次/分，输出量以病人能耐受为度，每日 1 次，每次 30 分钟，7 天为 1 个疗程。

按语

电针治疗头痛有很好疗效，但应同时查明头痛的病因，以采取有效的综合措施进行治疗。电针还需辨明头痛所涉及的经络，以辨证选经取穴。如有局限的痛点，重则选局部穴位，头部穴位较为广泛，四肢穴则应重点考虑。头为“清阳之府”，处方多选阳经穴位、阴经中足厥阴穴位也较常见。头痛发作时，电针的刺激量可适当大些，留针时间也应稍长，如头痛与月经周期有关，应嘱病人在经前做治疗。

头痛发作时，一般穴位疗效不佳时，也可取痛点直刺一针，前后 1.5 寸处各斜刺一针，并配单侧合谷穴，治疗仪用疏密波，其频率压过疼痛强度，留针至少 30 分钟，多有良效。

22　更年期综合征

22.1　概述

22.1.1　概念

更年期综合征又称绝经期综合征，是40～60岁妇女绝经期卵巢功能逐渐衰退到完全丧失的一个过渡时期，常因性激素减少引起以自主神经功能紊乱为主的症状。中医称“绝经期前后诸证”。

22.1.2　更年期综合征的病因病理

（1）西医病因病理

因机体衰老的变化，卵巢功能减退，体内雌激素水平下降直接对机体产生的影响，出现以自主神经功能失调为主的证候群，而且，症状是否发生及其轻重程度，还与个体素质、健康状态、社会环境及精神、神经因素等密切相关。

（2）中医病因病机

中医学认为，妇女绝经前后，肾气渐亏天癸将竭，精血不足阴阳平衡失调，肾阴亏虚，经时失于温养等导致脏腑功能失常；或因肾阴不足，阳失潜藏而肝阳上亢；或因肾阳虚弱，脾失健运而生诸证。肾虚是致病之本，病变部位涉及肝、脾、肾三脏及冲、任二脉。

22.1.3　临床表现

月经的紊乱，表现为月经周期延长，经量逐渐减少；或月经周期缩短，经量增多；或周期、经期、经量都不规划，或骤然停经；阵发性潮热、出汗、伴头痛、头晕、心悸、胸闷、恶心等；思想不集中、易激动、失眠、多虑、抑郁等精神神经症状；生殖器官不同程度萎缩；乳房下垂、萎缩，尿频、尿失禁等；骨质疏松、腰背痛、易骨折。

22.1.4　诊断

（1）西医诊断

本病多发生在45岁以上。

心血管系统症状有阵发性潮热，从胸至颈、头，时而寒战，伴有心悸、气短、头晕、手足发麻、发凉、血压波动。

精神神经症状有情绪不稳，易激动，多疑，或抑郁、不安、失眠、记忆力减退，有时有肢体麻木、蚁走感等感觉过敏或异常，可有关节痛、头痛。

生殖系统症状有月经紊乱，周期延长，经期减少或周期缩短，经量增多甚至功血、闭经，阴道萎缩，分泌物减少，子宫脱垂，尿失禁，性欲减退。

物质代谢障碍表现为胆固醇升高、动脉粥样硬化、发胖，可有血糖升高、水肿、骨质疏松等。尿、血雌激素降低，促卵泡素及黄体生成素明显升高。

(2) 中医诊断

本病以肾虚为主，可根据月经情况、全身症状及舌脉辨证。

肾阴虚可见经断前后，头晕耳鸣，头部面颊阵发性烘热汗出，五心烦热，腰膝酸软，皮肤干燥瘙痒，月经周期紊乱，量少或多，经色鲜红，舌红，苔少，脉细数。

肾阳虚可见经断前后，头晕耳鸣，行寒肢冷，腰膝酸冷，面色晦暗，精神委靡，纳呆腹胀，大便溏薄，月经量多，色淡质稀，带下量多，夜尿多或尿频失禁；舌淡或胖嫩有齿痕，苔薄白，脉沉细无力。

肾阴阳两虚证可见经断前后，时而潮热汗出，时而畏寒恶风，腰酸乏力，头晕耳鸣，五心烦热，月经紊乱，量少或多，舌红苔薄，脉沉细。

22.2 电针技术在更年期综合征中的临床应用

技术一

取穴 肾俞、三阴交、中极、足三里、悬钟。肝肾阴虚、肝阳上亢型配补太溪、志室，泻太冲，平补平泻肝俞；心肾不交型配针补太溪，泻劳宫，平补平泻心俞；肾阴阳俱虚型配补太溪、志室，灸关元、命门；如有血瘀，泻血海、气海。

操作规程 常规针刺得气后，将中极与肾俞、三阴交与足三里分别按电针仪的两对电极，用连续波，强度以能耐受为度，每次通电 30 分钟，针后对应穴位灸 10 分钟，每天 1 次，5 次为 1 个疗程。

技术二

取穴 四神聪、印堂、风池、中脘、关元、足三里、三阴交、太冲、肺俞、心俞、肝俞、脾俞、肾俞。烦热多汗配合谷、复溜；颈前部感觉异常配人迎、天突；胸闷不舒配膻中、关元；烦躁易怒失眠加行间、神门；耳鸣者加晕听区、听宫；大便干燥加支沟、照海。

操作规程 针背部五脏俞穴加风池，平补平泻，留针20分钟。四神聪的前神聪和印堂接电麻仪，用连续波，每日1次，10次为1个疗程，同时贴耳穴内生殖器、内分泌、肾并对证取穴，3～5天换1次。

按语

电针治疗更年期综合征可以从整体上调节神经内分泌的平衡，无副作用。治疗时以调整肾之阴阳为根本大法。由于患者临床症状差异较大，体质又各不相同，故治疗时应有计划地确定先解决哪一种症状或病症。同时还应配合心理上的疏导与治疗，使病人树立起信心，可以起到良好的作用。

23 失眠

23.1 概述

23.1.1 概念

失眠又称不寐，是以经常不能获得正常睡眠为特征的一类病证，主要表现为睡眠时间、深度的不足，轻者入睡困难，或寐而不酣，时寐时醒，或醒后不能再寐，重者彻夜不寐，常影响人的正常工作、生活、学习和健康。

23.1.2 病因病理

(1) 西医病因病理

失眠与精神、心理、饮食、环境等多种因素有关，西医学的神经官能症、更年期综合征、慢性消化不良、贫血、动脉粥样硬化症等以失眠为主要临床表现时，可参考相关内容。

(2) 中医病因病机

人之寤寐，由心神控制，而营卫阴阳的正常运作是保证心神调节寤寐的基础。每因饮食不节，情志失常，劳倦、思虑过度及病后、年迈体虚等因素，导致心神不安，神不守舍，不能由动转静而致失眠病证。

23.1.3 失眠的临床表现

失眠主要为睡眠时间、深度的不足，表现为入睡困难，或寤而不寐，时寐时醒，或醒后不能再寐。常伴有头痛、头昏、心悸、健忘、神疲乏力、心神不宁、多梦等症。

23.1.4 失眠的临床诊断

(1) 西医诊断

轻者入寐困难或寐而易醒，醒后不寐，连续3周以上，重者彻夜难眠。常伴有头痛、头昏、心悸、健忘、神疲乏力、心神不宁、多梦等症。本病证常有饮食不节，情志失常，劳倦、思虑过度，病后体虚等病史。经各系统及实验室检查，未发现有妨碍睡眠的其他器质性病变。不寐主要为睡眠时间、深度的不足，表现为入睡困难，或寤而不寐，时寐时醒，或醒后不能再寐。临床采用多导睡眠图来判断：①测定其平均睡眠潜伏期时间延长（长于30分钟）；②测定实际睡眠时间减少（每夜不足6.5小时）；③测定觉醒时间增多（每夜超过30分钟）。

（2）中医诊断

本病辨证首分虚实。虚证，多属阴血不足，心失所养，临床特点为体质瘦弱，面色无华，神疲懒言，心悸健忘。实证为邪热扰心，临床特点为心烦易怒，口苦咽干，便秘溲赤。

次辨病位，病位主要在心。由于心神的失养或不安，神不守舍而不寐，且与肝、胆、脾、胃、肾相关。如急躁易怒而不寐，多为肝火内扰；脘闷苔腻而不寐，多为胃腑宿食，痰热内盛；心烦心悸，头晕健忘而不寐，多为阴虚火旺，心肾不交；面色少华，肢倦神疲而不寐，多属脾虚不运，心神失养；心烦不寐，触事易惊，多属心胆气虚等。

23.2 电针技术在失眠中的临床应用

技术一

取穴 神庭、百会、四神聪、神门（双侧）。因中风而失眠取百会、四神聪，加头针运动区、感觉区、足运感区（均健侧）；伴颈椎病加风池、肩井、颈夹脊；伴偏头痛加头维、太阳、率谷（均患侧）；伴心悸心慌加内关、心俞；痰湿偏重加足三里、丰隆；肝火亢盛加太冲、三阴交。

操作规程 头部穴平刺1寸，神门向上沿皮刺，不用得气，配穴常规操作，头部穴加用电针治疗仪，频率1Hz，强度以病人有轻微跳动感为度，不宜太强，留针20~30分钟，中风者留针1小时，每日1次，连续治疗1个月，同时服用疏肝活血，养心安神中药。

技术二

取穴 神门、内关、三阴交、安眠。心脾两虚加心俞、厥阴俞、脾俞；心肾不交加心俞、肾俞、太溪；心虚胆怯加心俞、胆俞、阳陵泉、丘墟；肝郁化火加肝俞、太冲；胃腑不和加足三里、内庭；痰热内扰加丰隆。

操作规程 用30号1.5寸毫针刺入穴内，虚证用补法，实证用泻法或平补平泻。行针后加电针适当刺激，留针30分钟，午后治疗，每日1次，10次为1个疗程，同时加耳针，取神门、心、脾、脑、交感、内分泌等穴贴压。

按语

电针本身可降低神经应激功能，具有镇静作用，所以对失眠有较好疗效，但引起失眠的原因很多，治疗时应针对病因，设法解除或减轻引起失眠的原因，同时对患者做好心理咨询，减少病人顾虑，都是很有必要的。

24　戒断综合征

24.1　概述

24.1.1　概念

麻醉品（包括毒品、药物）和烟、酒都对人体产生毒性作用，戒断时又会产生戒断反应，即戒断综合征。

24.1.2　病因病理

（1）西医病因病理

鸦片类药物和烟、酒的长期使用使精神细胞发生一系列适应性改变，当体内药物突然撤除或减少就会使精神细胞的代偿平衡被破坏，出现戒断综合征。其中已经形成毒品的鸦片类药物危害最为突出，尤其是其中高纯度的海洛因成瘾性强，戒断症状严重，戒断后复发率高；长期嗜烟对肺有很大的损害，吸烟者肺癌发生率大大高于不吸烟者；长期嗜酒者对肝和神经系统有很大损害，易造成酒精性脂肪肝。戒烟戒酒的同时也易产生戒断综合征。

（2）中医病因病机

精神病学已将其归为由成瘾物质而引起的精神病。精神病属中医“癫狂”范畴，癫狂分别以阴阳区分癫狂的属性。从临床表现症状来看，戒断综合征属于癫病，其病机可归结为烟草酒精邪毒从鼻咽而入，侵犯太阴，损伤心脾，气滞津聚，结而成痰，痰气上逆，上犯于脑，搏阳于奇恒之府，扰乱神明。

24.1.3　戒断综合征的临床表现

最初可表现为呵欠、流泪、流涕、出汗等类似感冒的其他症状，随后出现瞳孔扩大、打喷嚏、起鸡皮疙瘩、寒战、厌食、恶心呕吐、腹绞痛、腹泻、全身骨和肌肉抽动、软弱无力、心率加快、失眠易醒、性情恶劣、抑郁甚至有攻击行为。

24.1.4　戒断综合征的诊断

（1）西医诊断

①戒断综合征有重有轻，一般在停药 8～12 小时后出现。②伴有强烈的心理

渴求。③最初表现为呵欠、流泪、流涕、出汗等类似感冒的其他症状，随后出现瞳孔扩大、打喷嚏、起鸡皮疙瘩、寒战、厌食、恶心呕吐、腹绞痛、腹泻、全身骨和肌肉抽动、软弱无力、心率加快，失眠易醒，性情恶劣，抑郁，甚至有攻击行为。④通常在36～72小时内达到高峰，大部分症状在7～10天内消失。⑤烟、酒的戒断症状较轻，有时仅为呵欠、流泪、心理渴求等现象。

(2) 中医诊断

痰湿壅肺，困遏清阳证可见咳嗽，痰多，精神不振，常觉乏力，舌红苔薄白，脉滑。肝郁肺壅，清窍不利可见素有咳嗽咯痰，心情急躁，并出现心烦易怒，偶有头痛，小便黄，舌红苔薄黄腻，脉滑数。肝郁气滞，心脾两虚可见咽痒咳嗽，平素心烦易怒，焦虑不安，胸胁胀痛，失眠纳差，舌质淡紫苔薄白，脉弦细。

24.2　电针技术在戒断综合征中的临床应用

技术一

取穴　迎香、曲池、合谷；地仓、足三里、太冲。

操作规程　上2组交替针刺，单日取一组，双日取另一组，均双侧。迎香、合谷、地仓、足三里针刺得气后，用电针治疗仪连续频率均匀刺激，强度与手捻相似，每日1次，每次45分钟，起针后按摩迎香和地仓穴，以酸胀痛为佳，同时取耳穴、肺、咽、神门用王不留行籽贴压，3天一换，烟瘾发时按压10分钟，主要用于戒烟。

技术二

取穴　耳穴：口、皮质下、内分泌、神门、咽喉、肝。体穴：脾俞、肝俞、肾俞、内关、列缺、神门、足三里。

操作规程　背俞穴进针1寸，得气后接电针仪，用连续波，电流强度以病人能耐受为度，其他体穴平补平泻，留针30分钟，每日1次，5次为1个疗程，同时耳穴用王不留行耳压法，每次4～5穴。酒瘾发作按压至消失，适用于戒酒。

技术三

取穴　中脘、印堂、足三里、三阴交、内关；胸5～7夹脊穴、肾俞。

操作规程　每日针刺1组，两组交替进行。胸夹脊穴、足三里、三阴交连接电针仪，频率3～5Hz，疏波，刺激强度为3，每日上午固定时间刺激20分钟。用于戒毒。

按语

戒毒、戒烟、戒酒，关键是树立信心和决心，临床观察自愿戒除者电针效果比较明显。如取得近期疗效后，不能认为已达到目的，必须再治疗数次，才能提高远期效果。

吸烟者血中的内啡肽含量较不吸烟者为高，说明吸烟者习惯与内啡肽物质有关。电针后能通过中枢神经系统调节血中的内啡肽水平，减轻戒断症状。电针治疗时应把握住1～10天内的时间，10天过后，其吸烟的理念会逐渐减弱，最终戒断。

戒酒时电针可配合耳压治疗法，酒瘾发作时，可随机自行按压耳穴直至酒瘾消失，同时患者必须有戒酒愿望，而且要有毅力坚持下去，疗效才能令人满意。

25 慢性前列腺炎

25.1 概述

25.1.1 概念

前列腺炎是男性前列腺体组织的非特异性感染引起的炎症性疾病，呈慢性发病过程。多发于中老年男性。

25.1.2 病因病理

（1）西医病因病理

慢性前列腺炎与急性细菌性前列腺炎一样，致病菌为革兰阴性需氧菌，如大肠埃希菌和铜绿假单胞菌，某些临床学家则认为革兰阳性细菌（如葡萄球菌、链球菌、类白喉菌）也可引起前列腺炎，但与革兰阴性菌引起的前列腺感染不同，革兰阳性菌引起的前列腺感染很少迁延不愈或导致感染反复发作，除肠球菌引起的前列腺炎例外，但也有许多学者对革兰阳性菌引起慢性前列腺炎持怀疑态度，目前有证据表明衣原体、支原体也可引起前列腺感染，但较少见。

（2）中医病因病机

慢性前列腺炎属于中医的“淋证”范畴。“淋证”在古代多认为是湿热下注、肾虚与瘀血所致。现代通过诸多学者专门研究以及长期临床实践，认为慢性前列腺炎主要由血瘀所致，其次是湿热，再者是肾虚。

25.1.3 临床表现

排尿不适：可出现膀胱刺激症，如尿频，排尿时尿道灼热，疼痛并放射到阴茎头部，清晨尿道口可有黏液等分泌物，还可出现排尿困难的感觉。

局部症状：后尿道、会阴和肛门处坠胀不适感，下蹲、大便及长时间坐在椅凳上胀痛加重。

放射性疼痛：慢性前列腺炎的疼痛并不止局限在尿道和会阴，还会向其附近放射，以下腰痛最为多见，另外，阴茎、精索、睾丸阴囊、小腹、腹股沟区（大腿根部）、大腿及直肠等处均可受累，需要指出的是，慢性前列腺炎引起的腰痛在下腰部，与骨科原因的腰痛如肌筋膜炎，腰肌劳损等虽易混淆，但后者多在系皮带处附近，较前列腺炎引起的腰痛位置偏高，可以鉴别。

性功能障碍：慢性前列腺炎可引起性欲减退和射精痛，射精过早症，并影响精液质量，在排尿后或大便时还可以出现尿道口滴白，并发精囊炎时可出现血精。

其他症状：慢性前列腺炎可并发神经衰弱症，表现出乏力、头晕、失眠等；长期持久的前列腺炎症甚至可引起身体的变态反应，出现结膜炎、关节炎等病变。

25.1.4 临床诊断

(1) 西医诊断

有尿路感染或尿路梗塞史；尿频、尿急、尿痛、排尿不适或有灼热感、排尿终末或大便时尿道可有白色分泌物滴出；疼痛，主要在会阴、腰骶及直肠内，有时可牵涉耻骨上区及阴茎、睾丸等处坠胀痛；性功能异常如性欲低、早泄、阳痿及遗精等；前列腺指诊可正常，亦可表面不平，质地不均，局部压痛，慢性可体软缩小变硬；前列腺液镜检：每高倍镜视野>10 个细胞。

(2) 中医诊断

湿热下注：多为慢性前列腺炎之重度症状，一般表现为小便短赤、混浊，尿频、尿急，尿道涩痛或灼热疼痛，少腹及会阴部胀痛，大便秘结，尿道口滴白量多，口中干苦而黏，舌红苔黄腻，脉弦滑数。

肾阳亏虚：尿频质清，尿道滴白，腰骶疼痛，形寒肢冷，小腹或会阴部、睾丸、精索等处胀痛有冷感，阴囊和阴茎冷缩，头昏、头晕、阳痿、遗精、早泄，舌质淡胖，或有齿痕，脉沉细无力。

中气不足：小便清长，或尿频而不痛，尿终滴白，会阴部坠胀感明显，面色苍白，神疲乏力，少气懒言，心悸自汗，纳谷不香，以上症状劳累后加重，舌淡而胖大，边有齿痕，脉细弱。

气滞血瘀：一般病程较长，经久难愈，病情顽固，颜面可有黑斑，尿末滴白量少，主诉以疼痛为主、少腹、会阴部、腰骶、尿道等处刺痛或胀痛，直肠指检腺体硬韧或缩小，或有结节，前列腺液不易取出，舌质紫暗，或有瘀斑、瘀点，舌下静脉怒张，脉弦涩。

25.2 电针技术在慢性前列腺炎中的临床应用

技术一

取穴 ①中极、关元、水道、足三里、三阴交、太溪；②肾俞、气海俞、次髎、阴陵泉、三阴交、太溪。

操作规程　两组交替使用。关元、水道、中极进针1.5～2寸，针感传至会阴部，得气后，将电脉冲治疗仪分别接在双侧水道、足三里或气海俞、三阴交穴上，用疏密波，电流强度以能耐受为度，留针20分钟。肾阳虚者用温针灸肾俞、关元，每日1次，10次为1个疗程，疗程间休息2～3天。主治慢性细菌性前列腺炎。

技术二

取穴　①肾俞、中膂俞、会阳、委中；②气海、关元、水道、三阴交。配穴：肾虚腰痛加气海俞、志室、大肠俞；伴阳痿、遗精、早泄加次髎、阴陵泉；食少便溏、身重倦怠、神疲加足三里、中脘、公孙、神门。

操作规程　针肾俞向脊柱斜刺2～3寸，捻转补法；次髎、会阳直刺5～6寸，针感向会阳、委中直刺1～1.5寸，均平补平泻；水道向内下方平刺2～3寸，平补平泻；三阴交直刺1～2寸，气海、关元均向下平刺2～3寸，捻转补法。得气后行针1分钟。躯干穴加用电针，用电针仪疏密波，强度以能耐受为度。两组穴交替使用。每次15分钟，每日2次，30次为1个疗程，疗程间间歇1周，共3个疗程。

技术三

取穴　秩边、三阴交。

操作规程　秩边针3～3.5寸，针尖向内倾斜55°～60°，针感向阴茎或会阴放散为度，大幅度捻转5～6分钟，接多功能电针仪20分钟。三阴交1～1.5寸，平补平泻5分钟，留针20分钟，每日一次，10次为1个疗程。适用于慢性前列腺炎。

技术四

取穴　小肠俞、膀胱俞、脾俞、次髎、关元、中原、中极，配阴陵泉、三阴交、太溪。实证加曲骨、外关；虚证加肾俞、足三里。

操作规程　实证进针后用泻法，针感传至腰骶部，用治疗仪疏密波加电，留针20～30分钟。虚证用平补平泻，加温针30分钟。每日1次，每次取主配穴3或4个，交替使用，10天为1个疗程。主治慢性前列腺炎。

按语

电针治疗前列腺炎，主要用于慢性者。从文献上分析，电针治疗此病多采用局部取穴或局部配合远部取穴为主，其中局部取穴优于远部取穴。从治疗手法上看，大多强调酸、麻、胀痛感觉放射到前阴。这些方法的原理在于通过对局部和邻近穴位的刺激，加强支配前列腺的神经调节功能，改善前列腺体局部血液循环，促进炎症吸收，还可能促使前列腺管平滑肌收缩，使瘀积在脉管内的炎症分泌物排除，有利于炎症的控制。

慢性前列腺炎多伴有增生和肥大，用电针治疗也有一定效果，如取次髎、会阳，均取双侧。针次髎穴用3～4寸毫针沿第2骶孔向斜下方刺入，感觉会阴部肌肉收缩感；针会阳穴用3寸毫针外下方刺入2～2.5寸，肛周肌肉可见收缩感后，接电针，用疏密波，留针20～30分钟。每周5次，2周为1个疗程，主要用于治疗前列腺增生。取双维道穴，针尖刺向曲骨2～3寸，采用断续波，刺激量逐渐增强，通电15～30分钟。同时内服竹叶石膏汤加减。

26 月经不调

26.1 概述

26.1.1 概念

月经失调也称月经不调，是指以月经的周期、经量、经色、经质异常为主证的病症。常见有月经先期、月经后期、月经先后不定期。

月经周期提前 7 天以上，且连续 2 个月经周期，为月经先期；月经周期推迟 7 天以上，且连续 2 个月经周期，为月经后期；月经不能按周期来潮，或提前，或错后，并连续 2 个月经周期以上，为月经先后不定期。

26.1.2 病因病理

（1）西医病因病理

引起月经不调的原因有两大类：即神经内分泌功能失调和器质性病变或药物等。包括生殖器官局部的炎症、肿瘤及发育异常、营养不良；颅内疾患；其他内分泌功能失调如甲状腺、肾上腺皮质功能异常、糖尿病、席汉病等；肝脏疾患；血液疾患等。使用治疗精神病的药物；内分泌制剂或采取宫内节育器避孕者均可能发生月经不调。

（2）中医病因病机

中医认为本病与肝脾肾及冲任二脉密切相关，多由七情所伤或外感六淫，或先天肾气不足，多产房劳，劳倦过度，致使脏器受损，肝脾肾功能失常，气血失调，而致冲任二脉损伤而发为本病。

26.1.3 临床表现

月经不调的主要表现为月经周期或出血量的紊乱，月经周期异常改变，常伴有经量、经色、经质的异常。包括月经先期、月经后期、月经先后无定期。

月经先期：月经提前来潮，周期不足 21 天，且连续出现两个月经周期以上，经期基本正常，可伴有月经过多。

月经后期：月经周期延后 7 天以上，甚至 3 ~ 5 个月一行，可伴有经量及经期的异常，一般认为需连续出现 2 个月经周期以上。

月经先后无定期：月经不按周期来潮，提前或延后 7 天以上，并连续出现 3 个周期以上，一般经期正常、经量不多。

26.1.4 临床诊断

(1) 西医诊断

表现为月经先期、月经后期、月经先后不定期、月经过多、月经过少等；常伴有烦热、面赤、心烦易怒，或经色异常，面色苍白，或头晕腰酸等；需区别功能性月经不调或器质性月经不调。

(2) 中医诊断

月经周期异常改变，常伴有经量、经色、经质的异常。包括月经先期、月经后期、月经先后无定期。

气虚：经期提前，色淡质稀，神疲肢倦，小腹空坠，纳少便溏，舌质淡、苔薄白，脉细弱。

血虚：经期错后，量少，色淡质稀，小腹隐痛，头晕眼花，心悸少寐，面色苍白或萎黄，舌质淡红、苔薄少，脉细弱。

肾虚：经期或前或后，量少，色淡质稀，头晕耳鸣，腰骶酸痛，舌质淡，苔薄，脉沉细。

气郁：经期或前或后，量或多或少，色紫红，有血块，经行不畅，或胸胁、乳房及少腹胀痛，喜太息，苔薄白或薄黄，脉弦。

血热：经期提前，量多，色深红或紫红，经质黏稠，心胸烦热，面赤口干，大便干，舌质红、苔黄，脉滑数者为实热证；经期提前，月经量少，色红质黏，潮热盗汗，手足心热，腰膝酸软，舌质淡红、苔薄少，脉细弱者为虚热证。

血寒：经期错后，量少，色黯红，有血块，小腹冷痛，得热痛减，畏寒肢冷，苔白，脉沉紧。

26.2 电针技术在月经不调中的临床应用

技术一

取穴 中极、大赫、子宫、关元、足三里、三阴交。配穴：肝郁气滞配太冲、肝俞；肾阳虚配肾俞、命门；肝肾阴虚配肝俞、太溪；脾虚痰盛配脾俞、丰隆、公孙。

操作规程 选穴后常规消毒、毫针刺入穴位，得气后虚证用补法，实证用泻法，接电针仪，连续波，留针 30 分钟，每日 1 次，15 次为 1 个疗程，休息 5 天行下 1 个疗程。

按语

电针治疗月经不调有很好的疗效。选穴多以任脉及足三阴经穴为主，配小腹及下肢穴，一般多在经前 5 ~ 7 天开始治疗，如在行经期针治，应注意电量不能过强，尤其小腹及腰骶部穴位，以免引起月经过多。对由其他疾病引起的月经过多应同时治疗原发病。

27 痛经

27.1 概述

27.1.1 概念

痛经系指经期前后或行经期间，出现下腹部痉挛性疼痛，并有全身不适，严重影响日常生活者。西医妇产科学分为原发性和继发性两种。经过详细妇科临床检查未能发现盆腔器官有明显异常者，称原发性痛经，也称功能性痛经。继发性痛经则指生殖器官有明显病变者，如子宫内膜异位症、盆腔炎、肿瘤、宫颈狭窄及子宫腺肌病等。原发性痛经以青少年女性多见，继发性痛经则常见于育龄期妇女。

27.1.2 病因病理

(1) 西医病因病理

西医学将痛经分为原发性和继发性两种，前者系指生殖器官无明显异常者；后者多继发于生殖器官的某些器质性病变，如盆腔子宫内膜异位症、子宫腺肌病、慢性盆腔炎、子宫肌瘤等。

(2) 中医病因病机

痛经的发生与冲任、胞宫的周期生理变化密切相关。病位主要在冲、任二脉，与肝肾有关。基本病机是邪气内伏或精血素亏，正值经期前后冲任二脉气血的生理变化急剧，导致胞宫的气血运行不畅，“不通则痛”；或胞宫失于濡养，“不荣则痛”。多因情志不调，肝气郁结，血行受阻；或感受寒湿之邪，客于胞宫，气血运行不畅所致；也可因气血虚弱或肝肾不足，使胞宫失养而引起痛经。

27.1.3 临床表现

经期或经行前后小腹疼痛，随着月经周期而发作。疼痛可放射到腰骶部、股内侧、阴道或肛门等处。多在月经来潮第 1 ~ 2 天出现，一般于经期来潮前数小时即已感到疼痛，成为月经来潮之先兆。甚者疼痛难忍或伴有面青肢冷、呕吐汗出、周身无力以致晕厥。

27.1.4 痛经的临床诊断

(1) 西医诊断

痛经多见于月经初潮或未孕妇女；行经前后或经期小腹及腰骶部疼痛难忍，伴有面色苍白、冷汗淋漓、四肢厥冷、恶心呕吐甚至晕厥等症状；腹痛等症随月经周期发作；排除盆腔器质性疾病所致腹痛。

(2) 中医诊断

痛经首当辨识疼痛发生的时间、部位、性质及疼痛的程度。一般而言，痛发于经前或经行之初，多属实；月经将净或经后始作痛者，多属虚。痛在少腹一侧或双侧多属气滞，病在肝；小腹是子宫所居之地，其痛在小腹正中常与子宫瘀滞有关；若痛及腰脊多属肾。

27.2 电针技术在痛经中的临床应用

技术一

取穴 关元、中极、三阴交、足三里。

操作规程 穴位常规消毒后电针，关元与一侧三阴交一组电极，中级与另一侧足三里一组电极，接电针仪，强度以病人耐受为度，每次 30 分钟，每日 1～2 次，经前或痛作时进行治疗，连续治疗 5～7 天为 1 个疗程。

技术二

取穴 主穴：中极、关元、血海、三阴交。配穴：足三里、地机、太冲、商丘、合谷。

操作规程 每次选主配穴各 2～4 个，进针得气后接治疗仪，频率 200 次/分，同时用红外线照射脐下曲骨穴，每日 1 次，每次 30 分钟，经前或痛作时进行治疗，连续治疗 5～7 天为 1 个疗程。

按语

电针对原发性痛经疗效较好，既能镇痛，又能改善全身症状，且远期疗效稳定，一般连续治疗 2～4 个周期（每次治疗在月经前 3 天或疼痛发作时开始，连续 5～7 天或治疗至经止）可获痊愈。继发性痛经用电针也可减轻及控制症状，应同时诊治原发病。对兼有月经不调者，在止痛后应做有计划的继续治疗，有利于彻底治愈本病。

28 崩漏

28.1 概述

28.1.1 概念

妇女不规则阴道出血，若出血量多，来势急猛的称崩，又称崩中；出血量少淋漓不净称漏下，又称经漏。崩与漏互为因果，相互转化，即血崩日久，气血耗损渐而成漏，久漏不止，病势渐进而成崩。本病可发生于妇女各年龄阶段，一般青春期和更年期妇女发生的崩漏，其临床表现类似西医的无排卵型功血。育龄期妇女发生崩漏的临床表现，类似西医的有排卵型功血。

28.1.2 病因病理

(1) 西医病因病理

崩漏可见于西医学的功能失调性子宫出血及其他原因引起的子宫出血。如生殖器肌瘤、生殖器炎症、功能性子宫出血、血小板减少、再生障碍性贫血等。

(2) 中医病因病机

本病的病机主要是冲任损伤，不能固摄，以致经血从胞宫非时妄行。常见病因有血热、肾虚、脾虚、血瘀等。有因热伤冲任，迫血妄行，或损伤脾气，统摄无权，或肾阳亏损，失于封藏，或瘀血阻滞，血不归经，而致冲任不固。可突然发作，亦可由月经失调发展而来。本病病变涉及冲、任二脉及肝、脾、肾三脏，证候分虚实两端。

28.1.3 临床表现

月经周期紊乱，行经时间超过半月以上，甚或数月断续不休；亦有停闭数月又突然暴下不止或淋漓不尽；常有不同程度的贫血。

28.1.4 临床诊断

(1) 西医诊断

经血无周期可循；经量或暴下如注，或漏下不止，或两者交替出现；注意患者的年龄及月经史，尤须询问以往月经的周期、经期、经量有无异常，有无崩漏史，有无口服避孕药或其他激素，有无宫内节孕器及输卵管结扎术史等。具有以上临床表现。结合妇科检查予以诊断。

（2）中医诊断

由以上病史和临床表现。崩漏辨证，有虚实之异：虚者多因脾虚、肾虚；实者多因血热、血瘀。一般而言，出血期多见标证或虚实夹杂证，血止后常显本证或虚证。出血期当根据血证呈现的量、色、质特点，初辨其证之寒、热、虚、实；经血非时而下，量多势急，继而淋漓不止，色鲜红或深红。质稠者，多属热证；经血非时而下或淋漓难尽，色淡质稀，多属虚证；经血非时而至，时崩时闭，色紫暗有块或伴腹痛者，多属血瘀。

28.2　电针技术在崩漏中的临床应用

技术一

取穴　三阴交、血海、隐白、曲池。

操作规程　针刺得气后，接电针仪，连续波，中等强度刺激，治疗 30 分钟，每日 1 次，共针 10 次为 1 个疗程。用于血热内扰型崩漏。

技术二

取穴　关元、足三里、百会、脾俞、隐白。

操作规程　针刺得气后，接电针仪，连续波，刺激强度以病人能耐受为度，治疗 30 分钟，每日 1 次，共针 10 次为 1 个疗程。用于气不摄血型崩漏。

按语

电针治疗本病有一定效果；患者应注意饮食调摄，加强营养，忌食辛辣及生冷饮食，防止过度劳累。绝经期妇女，如反复多次出血，应作妇科检查，警惕肿瘤所致；出血量多时宜卧床休息或住院治疗，若出血量骤多不止，宜采用综合疗法，以免暴伤阴血发生虚脱危象。

29 乳腺增生

29.1 概述

29.1.1 概念

乳腺增生是乳腺组织的既非炎症也非肿瘤的良性增生性疾病。

29.1.2 病因病理

(1) 西医病因病理

乳腺增生病的病因尚不十分明了。目前多认为与内分泌失调及精神因素有关。黄体素分泌减少，雌激素相对增多，本病的重要原因。主要为乳腺间质的良性增生，增生可发生于腺管周围并伴有大小不等的囊肿形成；也可发生在腺管内而表现为上皮的乳头样增生，伴乳管囊性扩张。

(2) 中医病因病机

由于情志不遂，忧郁不解，久郁伤肝，或受到精神刺激，急躁恼怒，可导致肝气郁结，气机阻滞，蕴结于乳房胃络，乳络经脉阻塞不通，不通则痛而引起乳房疼痛；肝气郁久化热，热灼津液为痰，气滞痰凝血瘀即可形成乳房肿块。因冲任失调，使气血瘀滞，或阳虚痰湿内结，经脉阻塞而致乳房结块、疼痛、月经不调。

29.1.3 临床表现

乳房疼痛以胀痛为主，可有刺痛或牵拉痛。疼痛常在月经前加剧，经后疼痛减轻，或疼痛随情绪波动而变化，痛甚者不可触碰，行走或活动时也有乳痛。乳痛主要以乳房肿块处为甚，常涉及胸肋部或肩背部。有些患者还可伴有乳头疼痛和作痒，乳痛重者影响工作或生活。

29.1.4 临床诊断

(1) 西医诊断

乳腺增生发病年龄多在 25 ~ 45 岁。城市妇女的发病率高于农村妇女。社会经济地位高或受教育程度高、月经初潮年龄早、低经产状况、初次怀孕年龄大、未授乳和绝经迟的妇女为本病的高发人群。有上述临床表现。乳房钼靶 X 线摄片、超声波检查及红外线热图像有助于诊断和鉴别诊断。

(2) 中医诊断

乳腺增生的有上述临床表现。多见于青壮年妇女，乳房肿块随喜怒消长；伴有胸闷胁胀，善郁易怒，失眠多梦，心烦口苦；苔薄黄，脉弦滑为肝郁痰凝证；多见于中年妇女，乳房肿块月经前加重，经后缓减；伴有腰酸乏力，神疲倦怠，月经失调，量少色淡，或闭经；舌淡，苔白，脉沉细为冲任失调证。

29.2 电针技术在乳腺增生中的临床应用

技术一

取穴 主穴：屋翳、膻中、合谷、足三里。配穴：肝郁加阳陵泉、肝俞；肝火盛加太冲；肝肾阴虚及经后加太溪、肾俞；气血不足加脾俞；月经不调及经期超前加三阴交。

操作规程 用毫针刺法，得气后接电针仪，用连续波，电量以能耐受为度，每次通电 20 ~ 30 分钟，月经周期正常者用择日电针法，于月经后第 6 ~ 8 天，第 13 ~ 15 天，第 22 ~ 27 天为最佳治疗时间；月经周期异常者用常规电针法，每日 1 次，10 次为 1 个疗程，疗程间休息 3 天。

技术二

取穴 胸组穴：屋翳、膻中、合谷；背组穴：肩井、天宗、肝俞。配穴：肝火盛者加太冲，肝肾阴虚去合谷加太溪、肾俞，气血双虚加足三里、脾俞；月经不调加三阴交；乳痛甚者加乳根。

操作规程 胸背穴均斜刺 1.5 寸，余穴常规刺法，针刺得气后接治疗仪，用连续波，电量以患者耐受为度，胸背组穴交替使用。每日 2 次，10 次为 1 个疗程，休息 3 天后再进行第 2 疗程，月经期停止治疗。

按语

电针治疗乳腺增生病具有较好的止痛消肿的明显效果，研究表明电针具有调节人体内分泌的功能，针刺时要求四肢远道穴针感向乳房方向传导，局部穴位使针感传导致整个乳房最佳，时间选择上，与月经后第 6 ~ 8 天，第 13 ~ 14 天，第 22 ~ 27 天为最佳治疗时间，但针刺胸背部穴位时，应掌握好针刺方向，不宜深刺，以免造成气胸，治疗后乳房胀痛症状缓解较快，而消散肿块则需多个疗程，故务必使病人能坚持治疗。

30 糖尿病

30.1 概述

30.1.1 概念

糖尿病是一种常见的内分泌代谢性疾病。其基本病理特点为胰岛素分泌绝对或相对不足，或外周组织对胰岛素不敏感，引起以糖代谢紊乱为主，包括脂肪、蛋白质代谢紊乱的一种全身性疾病。其主要特点为持续的高血糖状态、尿糖阳性和糖耐量减低。症状典型者具有多饮、多食、多尿和体重减轻等“三多一少”的证候群。

30.1.2 糖尿病的病因病理

（1）西医病因病理

1 型糖尿病的病因和发病机制未完全阐明，目前认为与遗传因素、环境因素及免疫机制有关。2 型糖尿病有更强的遗传性及环境因素，病程显著的异质性。

主要病理：胰岛病理：1 型病人胰腺的病理改变明显，B 细胞数量仅为正常的 10% 左右；血管改变：糖尿病人的大、中血管病变是动脉粥样硬化和激发于高血压的中、小动脉硬化，与非糖尿病者相同而无特异性；其他：神经营养血管也可出现微血管病变。

（2）中医病因病机

糖尿病的病因有内因和外因两方面：内因为素体阴虚；外因为恣食肥甘，情志失调，劳欲过度，或感受热毒等，致火灼阴津，燥热内盛，而发消渴。

糖尿病的基本病机是阴虚燥热，阴虚为本，燥热为标，两者互为因果，燥热甚则阴愈虚，阴愈虚则燥热愈甚。病变脏腑在肺、脾、肾三者之中可各有偏重，互相影响。上焦肺燥阴虚，津液失于输布，则胃失濡润，肾乏滋助；中焦胃热炽盛，灼伤津液，则上灼肺津，下耗肾阴；下焦肾阴不足，上炎肺胃，致使肺燥、胃热、肾虚三焦同病。

30.1.3 临床表现

糖尿病的典型症状：三多一少症状，即多尿、多饮、多食和消瘦；可有视物模糊、皮肤瘙痒，女性外阴瘙痒；并发症的表现为手脚麻木，针刺样痛，排汗异常，反复感染等。

30.1.4 临床诊断

(1) 西医诊断

多尿、多饮、多食和消瘦加任意时间血糖≥11.1mmol/L（200mg/dl）或空腹血糖≥7.0mmol/L（126mg/dl）或OGTT-2小时血糖≥11.1mmol/L（200mg/dl）。需重复一次确认，才可诊断。空腹血糖≥6.1 mmol/L，但<7.0 mmol/L者诊断为空腹血糖调节受损（IFG），OGTT-2小时血糖≥7.8mmol/L但<11.1mmol/L者诊断为葡萄糖耐量减退（IGT）。IFG或IGT的诊断应根据3个月内的两次OGTT结果，用其平均值来判断。

(2) 中医诊断

三多一少伴肺痨、水肿、眩晕、胸痹心痛、中风、眼疾、疮疡就诊发现。早期阴虚火旺，中期伤气出现气阴两虚，晚期阴损及阳导致阴阳双亏。由于阳虚或气虚不能帅血而行，加之阴虚火旺煎灼津液，病程中可出现血瘀征象。肾阴不足，肝失濡养，目无所养，可导致目干目涩，视物昏花，甚至失明。营阴被灼，内结郁热，壅毒成脓，发为疮疖、痈疽，阴虚燥热，炼液成痰，痰阻经络或蒙蔽心窍而为中风偏瘫。肾阴不足，阴损及阳，脾肾阳衰，水湿泛滥，成为水肿。阴液极度耗损，导致阴竭阳亡，而见神识不清，皮肤干燥，四肢厥冷，脉微细欲绝等危候。

30.2 电针技术在糖尿病中的临床应用

技术一

取穴 肺俞、脾俞、肾俞、胰俞、足三里、三阴交。

操作规程 每次选2~3穴，针刺得气后接电针仪，用密波，通电15分钟，隔日治疗1次，10次为1个疗程。

技术二

取穴 足三里、三阴交、肾俞、胆俞、膈俞。

操作规程 于穴位上施以电脉冲刺激，每次30分钟。轻证患者每日1次，重证患者每日2次，10次为1个疗程。

按语

电针对血糖有较好的调节作用。有人在家兔身上实验发现，电针刺激对正常水平血糖未发生改变，但当家兔接受大量糖负荷后，电针可使剧烈上升的血糖耐量曲线显著下降；对糖负荷耐量曲线上升不剧烈的动物，电针却可使曲线微升，说明电针刺激可调整血糖。电针选穴主要在膀胱经和脾胃两经，但因糖尿病患者的皮肤容易化脓感染，选穴要控制在最低限度。

另外，电针治疗一些糖尿病并发症也有较好疗效。主要用于治疗周围神经病变等。电针治疗适应证的选择是年龄在 60 岁以下，病程在 3 年之内，三消症状明显疗效较好，相反年龄较大，病程较长者疗效差，另外胰岛素依赖型疗效较差。疗程与疗效也成正比，电针治疗时间要长，需达 3～4 个月，切勿过早停治。

31 肥胖症

31.1 概述

31.1.1 概念

肥胖是指人体因各种因素导致体内脂肪堆积过多和分别异常、体重增加的一种疾病。如无明显病因可寻者称单纯性肥胖症；具有明确病因者称为继发性肥胖症。

31.1.2 病因病理

（1）西医病因病理

遗传因素；饮食因素热量摄入过多，尤其高脂肪或高糖饮食均可导致脂肪堆积；运动因素、神经精神因素、内分泌及中枢调节因素均可导致肥胖。

（2）中医病因病机

肥胖者多为标实本虚之证。中医认为本病形成多由过食肥甘、膏粱厚味之品，加之久卧、久坐、活动过少，致“形不动则精不流，精不流则气郁”，“久卧伤气”，或年老体弱，气虚气郁必使运化无力，转输失调，膏脂痰湿内聚，使人肥胖。或七情所伤，常致肝气郁滞，而使肝胆疏泄失于调畅，不仅影响脾之健运，气机之升降转输，而且胆汁不能正常泌输精汁，净浊化脂，则浊脂内聚而肥胖。由于脾肾气虚，肝胆失调，不仅造成膏脂、痰浊、水湿停蓄，也使气机失畅，脉道不利，而造成气滞或血瘀。

31.1.3 临床表现

肥胖症的临床表现随不同病因而异，继发性肥胖者除肥胖外具有原发病症群。下面以单纯性肥胖症重点阐述。此组病症可见于任何年龄，幼年型者自幼肥胖；成年型者多起病于20～25岁；但临床以40～50岁的中壮年女性为多，60～70岁以上的老年人亦不少见。男性脂肪分布以颈项部、躯干部和头部为主，而女性则以腹部、下腹部、胸部乳房及臀部为主；轻度肥胖者常无症状，中重度肥胖者可有下列症候群：①肺泡低换气综合征；②心血管系综合征；③内分泌代谢紊乱；④消化系综合征；⑤其他。

31.1.4 肥胖症的临床诊断

(1) 西医诊断

体重超过标准体重20%或体重指数［BMI=体重（kg）/（身高）^{2}（m^2）］大于24者为肥胖。男性腰围≥85cm，女性腰围≥80cm为腹型肥胖。

(2) 中医诊断

形体肥胖伴神疲乏力、少气懒言、头重胸闷、腹泻便溏者为脾虚痰湿证；伴腹大便溏、腰膝酸软、下肢浮肿、夜尿多者为脾肾阳虚；伴心烦、口苦、便秘、尿赤则为痰浊化热；见舌暗、瘀点、脉涩为气滞血瘀。

31.2 电针技术在肥胖症中的临床应用

技术一

取穴 梁丘、公孙、天枢、支沟。

操作规程 用1.5寸毫针进针得气后，反复轻插重提，大幅快频率捻转，产生较强的针感，然后接电针仪，用连续波，强度以患者耐受为度，留针30分钟。起针后在腹部施以拔罐，每日1次，15次为1个疗程。

技术二

取穴 中脘、天枢、水道、气海、脾俞、胃俞、肺俞、足三里、阴陵泉。耳穴：神门、内分泌、大肠、腹、脑。多食善饥加内关、曲池，耳穴加饥点、肺；便秘加支沟、合谷，耳穴加三焦、肺；月经不调加肾俞、三阴交；多汗加合谷、复溜。

操作规程 用1.5寸毫针刺入穴位，根据病情选用不同补泻手法。在中脘、天枢、水道上分别接上电针仪。采用疏密波。留针30分钟，起针后再针背俞穴，平补平泻，留针15分钟。前10天每天1次，以后隔天1次。20次为1个疗程。耳穴用磁珠贴压，餐前15分钟及饥饿时按5~7分钟，3~5天一换，两耳交替贴压。

按语

电针治疗肥胖症能调整肥胖患者的神经和内分泌的功能，既可抑制胃排空，消除饥饿感，使食欲下降，减少进食量，从而从根本上减少对营养物质的摄入，以遏制肥胖的来源；又可促进能量的代谢和消耗，促进脂肪的分解，故对减肥有很好的疗效，一般均在80%~90%。一般来说，采取电针减肥，第1个疗程减3~5kg是最理想的标准，假使体重直线下降，导致身体代谢失调，很易再度反弹，其结果适得其反。

电针治疗时，应尽量使用大一些的电流。治疗疗程越长疗效越高。一般情况下应连续治疗3个疗程，若减肥效果持续可见，疗程间可不停顿，若治疗期间效果停滞，则可在疗程间休息5～7天或更长一些时间，若经1～2个疗程治疗已取得满意疗效，也应坚持治完3个疗程。如减肥效果达到预定的体重范围后，应坚持巩固治疗1～2个疗程，以防体重回升。

肥胖症患者多为虚实夹杂，本虚标实，因此选穴应重视补肾健脾，祛痰化浊，并辨证配穴，才能取得疗效。辩证准确与否往往直接影响疗效，临证时应多经脉多穴位考虑选穴。

32 颈椎病

32.1 概述

32.1.1 概念

颈椎病是因颈椎间盘变性、颈椎骨质增生、颈项韧带钙化刺激压迫颈部神经、血管、脊髓而产生的上肢单侧或双侧部分或全部感觉、运动、腱反射、肌营养或头部供血不足或内脏神经功能障碍的一系列症状和体征的综合征。

32.1.2 病因病理

（1）西医病因病理

颈部损伤、慢性积累性劳损，尤其在工作中的不良姿势和疲劳，均是引起颈脊柱退变的重要原因。

（2）中医病因病机

颈椎病的形成是由于肝肾亏虚，筋骨衰退加之慢性积累性劳损，以致腠理空疏、气血衰少、筋骨失于濡养，风寒湿邪侵入，痹阻经络，气滞血瘀所致。

32.1.3 临床表现

颈椎病的主要的症状有颈肩部僵硬疼痛，头晕头痛，恶心呕吐、耳鸣心慌、上肢麻木，严重者有双下肢痉挛无力，行走困难，以致四肢瘫痪。

32.1.4 临床诊断

（1）西医诊断

1）颈型：头、颈、肩、臂疼痛及感觉异常。颈椎棘上韧带肿胀、压痛、棘旁压痛。椎间孔压缩试验和臂丛神经牵拉试验阳性。X 片颈椎生理曲度改变，有轻度增生，椎间关节不稳。

2）神经根型：具有典型的一侧上肢麻木、疼痛等根性症状，且范围与颈神经支配区域一致，椎间孔挤压试验、臂丛试验牵拉试验阳性，棘旁压痛伴上肢放射痛，直臂抬高试验和前臂转头试验阳性，X 线片示：颈生理弧度改变，椎间隙狭窄，椎间孔缩小、失稳等。

3）炎髓型：有脊髓受压表现。症状从上肢开始，波及全身称中央型；症状从下肢起波及全身称周围型。X 线片示：椎体后缘增生，椎管矢状径狭窄。

4）椎动脉型：颈性眩晕，猝然发作，旋转试验阳性。X 线片示：椎间关节失稳或钩椎关节增生。

5）交感神经型：有头晕、眼花、耳鸣、手麻、心动过速、心前区疼痛等一系列交感神经症状。X 线片示：颈椎后关节增生伴半脱位。

6）其他型：有吞咽困难及嘶哑。X 线片示：颈椎椎体前缘有喙突样增生。

（2）中医诊断

一般说来，颈椎病新发，风、寒、湿、热之邪明显者为实；痹证日久，耗伤气血，损及脏腑，肝肾不足为虚；病程缠绵，日久不愈，常为痰瘀互结，肝肾亏虚之虚实夹杂证。

32.2 电针技术在颈椎病中的临床应用

技术一

取穴 相应病变夹脊穴、大椎。

操作规程 取大椎及相应夹脊穴 3 对，针刺待有针感传至患侧肩背、前臂、手指后，接电针治疗仪，用疏密波，强度以能耐受为度。出针后再配合颈椎枕颌牵引。每日或隔日 1 次，10 次为 1 个疗程。

技术二

取穴 天柱、曲垣。配穴：头痛加风池；手臂发麻加扶突，症状偏一侧取患侧，偏于两侧取双侧穴。

操作规程 天柱用 2 寸毫针沿颈椎系列斜向下方，使针感传至肩部；曲垣用 1.5 寸毫针向肩胛冈内侧端斜刺。得气后接电针仪，用连续波，频率 100 次/分，强度以颈肩出现明显肌肉跳动而无痛感。留针 20 分钟。配穴常规针法，隔日 1 次，12 次为 1 个疗程。

按语

电针治疗颈椎病，对缓解症状有较好的疗效，如能配以颈椎牵引、推拿、中药离子透入、穴位注射、拔罐、TDP 照射等，则有更好的效果。其疗效以神经根型为优，交感型、椎动脉型次之，脊髓型较差。

33 腰椎间盘突出症

33.1 概述

33.1.1 概念

腰椎间盘突出症是因腰椎间盘发生退行性变，并在外力作用下，使纤维环破裂、髓核突出，刺激或压迫神经根引起腰痛及下肢放射痛为特征的腰腿痛疾患，发病部位以腰4、5之间最多，腰5骶1次之，腰3、4较少见。

33.1.2 病因病理

（1）西医病因病理

引起本病的主要病因是椎间盘本身退行性变，并在外力作用下，使纤维环破裂、髓核突出，压迫腰骶脊神经，出现无菌性炎症、充血水肿、浆液和纤维蛋白渗出、组织粘连等病变。

（2）中医病因病机

本病属中医“痹证”范畴，急性期多因外力损伤、气滞血瘀，经脉痹阻不通，不通则痛；日久则为肝肾亏虚，筋骨衰退加之慢性积累性劳损，以致腠理空疏、气血衰少、筋骨失于濡养，风寒湿邪侵入，痹阻经络，气滞血瘀所致。

33.1.3 临床表现

腰背部疼痛；下肢放射性疼痛，多由臀部开始，逐渐放射到大腿后外侧、小腿外侧、足背及足底外侧和足趾；腰腿部感觉异常，出现下肢发冷、发凉，足背动脉搏动减弱等；肌肉萎缩、无力、瘫痪，还可引起间歇性跛行，脊柱侧凸、侧弯等。

33.1.4 腰椎间盘突出症的临床诊断

（1）西医诊断

具有以上临床表现，结合其特有体征：腰部后伸受限，背伸试验阳性，直腿抬高试验阳性，足趾背伸、跖屈无力，跟腱反射减弱或消失等，以及腰部CT、MRI即可作出诊断。

(2) 中医诊断

一般说来，本病新发，风、寒、湿、热、瘀之邪明显者为实；疼痛日久，耗伤气血，损及脏腑，肝肾不足为虚；病程缠绵，日久不愈，常为痰瘀互结，肝肾亏虚之虚实夹杂证。

33.2　电针技术的临床应用

技术一

取穴　命门、肾俞、腰阳关、环跳、阳陵泉、委中，承山、昆仑、阿是穴。

操作规程　每次取5~7穴，接电针仪，疏密波，通电30分钟，强度以患者能耐受为度，每日1次，10次为1个疗程。

技术二

取穴　取患侧相应夹脊穴、环跳、殷门、阳陵泉、昆仑。

操作规程　得气后将电针仪接针体，用疏密波20分钟，每日1次，同时采用腰部牵引。

按语

电针治疗腰椎间盘突出症，多取夹脊穴的阿是穴及相应放射区域的穴位，以扶督脉之阳，助膀胱之气，使局部血管扩张，促进血液循环，缓解局部肌肉的痉挛，减轻神经根受压后的局部静脉回流受限，改善局部组织营养，促进炎症的吸收，松解受压神经根周围粘连。临床观察证明，在使用电针的同时，配合综合方法明显优于单一疗法，如牵引、穴位、封闭、推拿、药物离子透入、耳针等，均可提高疗效，但对伴有黄韧带肥厚，尤其是侧隐窝后侧黄韧带肥厚，受累神经根收到前后挤压，症状多不易缓解，需手术治疗。

34 腰肌劳损

34.1 概述

34.1.1 概念

腰肌劳损为临床常见病，多发病，发病因素较多，主要症状是腰部酸痛，日渐劳累加重，休息后可减轻，日积月累，可使肌纤维变性，甚而少量撕裂，形成瘢痕或纤维索条或粘连，遗留长期慢性腰背痛。

34.1.2 病因病理

（1）西医病因病理

腰肌劳损是一种积累性损伤，主要由于腰部肌肉疲劳过度，如长时间的弯腰工作，或由于习惯性姿势不良，或由于长时间处于某一固定体位，致使肌肉、筋膜及韧带持续牵拉，使肌肉内的压力增加，血供受阻，这样肌纤维在收缩时消耗的能源得不到补充，产生大量乳酸，加之代谢产物得不到及时清除，积聚过多，而引起炎症、粘连。如此反复，日久即可导致组织变性，增厚及挛缩，并刺激相应的神经而引起慢性腰痛。或治疗不彻底，或反复多次损伤，致使受伤的腰肌筋膜不能完全修复。局部存在慢性无菌性炎症，微循环障碍，乳酸等代谢产物堆积，刺激神经末梢而引起症状；加之受损的肌纤维变性或瘢痕化，也可刺激或压迫神经末梢而引起慢性腰痛。或先天性畸形如隐性骶椎裂使部分肌肉和韧带失去附着点，从而减弱了腰骶关节的稳定性；一侧腰椎骶化或骶椎腰化，两侧腰椎间小关节不对称使两侧腰骶肌运动不一致，造成部分腰背肌代偿性劳损。又或风寒湿邪侵袭，可妨碍局部气血运行，促使和加速腰骶肌肉、筋膜和韧带紧张痉挛而变性，从而引起慢性腰痛。

（2）中医病因病机

腰痛病因为内伤、外感与跌仆挫伤，基本病机为筋脉痹阻，腰府失养。内伤多责之禀赋不足，肾亏腰府失养；外感为风、寒、湿、热诸邪痹阻经脉，或劳力扭伤，气滞血瘀，经脉不通而致腰痛。腰为肾之府，由肾之精气所溉，肾与膀胱相表里，足太阳经过之，此外，任、督、冲、带诸脉，亦布其间，所以腰痛病变与肾脏及诸经脉相关。

34.1.3　临床表现

腰部酸痛或胀痛，部分刺痛或灼痛；劳累时加重，休息时减轻；适当活动和经常改变体位时减轻，活动过度又加重；不能坚持弯腰工作，常被迫时时伸腰或以拳头击腰部以缓解疼痛；腰部有压痛点，多在骶棘肌处、骶骨后骶棘肌止点处或腰椎横突处；腰部外形及活动多无异常，少数患者腰部活动稍受限。腰痛缠绵难愈，常因体位不当，劳累过度，天气变化等因素而诱发。

34.1.4　临床诊断

（1）西医诊断

腰痛病程较长，常因体位不当，劳累过度，天气变化等因素而诱发。多无明显的肌肉痉挛，进行血常规、抗溶血性链球菌、红细胞沉降率、类风湿因子等检查，有助于排除风湿和类风湿等疾病；拍摄腰椎、骶髂关节 X 线或 CT 片有助于排除腰椎间盘病变；部分内脏疾病也可引起腰痛，血、尿检查和泌尿系统影像学检查，有助于泌尿系统疾病的排除；妇科检查可排除妇科疾病引起的腰痛。

（2）中医诊断

病情较长，反复发作；一侧或双侧腰部大面积疼痛，酸胀不舒，沉重发紧，酸痛可沿下肢外侧向下放射。患者常不能指出准确疼痛部位；局部喜温怕冷，疼痛每于劳累、受凉、天气变化、情绪紧张而加重，活动常伴有酸痛不适感；可在疼痛部位触及压痛处酸胀感及条索、肿胀，一般不伴有明显肌肉痉挛；X 线检查可见腰骶先天变异或骨质增生。

34.2　电针技术的临床应用

技术一

取穴　阿是穴、委中。

操作规程　毫针直刺，有得气感后，用治疗仪，负极接阿是穴，正极接委中穴，频率为 200～300 次/分，电流强度以患者适宜为度。每次 20～25 分钟，每日 1 次，14 次为 1 个疗程。同时每日做 1～2 次腰、腹肌锻炼。

技术二

取穴　大肠俞、关元俞、委中、阿是穴。

操作规程　俯卧。用 2.5 寸毫针直刺入穴。大肠俞、关元俞要进针 1.5～2

寸，至有软橡皮感时停针，行针得气后接通电针仪，用疏密波，每次治疗 40 分钟。每日 1 次，7 天为 1 个疗程。适用于髂腰韧带劳损者。

技术三

取穴 肾俞、委中、阿是穴、阳陵泉。寒湿配腰阳关、命门；劳损配膈俞、三阴交；肾虚配志室、太溪。

操作规程 电针用疏密波。每次留针 30～40 分钟。每日或隔日 1 次，10 次为 1 个疗程。

按语

用电针治疗腰肌劳损可以起到良好的镇痛作用，可缓解因疼痛所致的肌肉痉挛，但此为指标之法。在治疗的同时，加强腰肌锻炼逐步增加腰部力量，改善与腰部运动及各种腰部姿势有关的诸肌群的肌力平衡，方为治本之法，两者配合，可奏通经脉、调气血、镇痛、散瘀滞的功效，促使本病治愈。

慢性腰肌劳损根治比较困难，且易复发，在电针治疗的同时，应注意辨证选穴，也可结合其他疗法协同治疗。如寒湿型、肾虚型可配合灸法、拔罐法；瘀血型可配合刺络拔罐法；病情缠绵，反复发作可配合穴位注射或穴位埋线疗法；如病程过长，局部组织发生粘连者，可配合小针刀治疗。当然，电针治疗的过程，都可配合推拿疗法以促进愈合。

35 肩关节周围炎

35.1 概述

35.1.1 概念

肩周炎是由于肩周围软组织病变而引起肩关节疼痛和活动的障碍，故又称冻结肩。它是一种多病因性疾病，临床特征表现为：早期肩部酸困疼痛，中期肩关节活动受限，功能障碍，晚期症状逐渐缓解，并有自愈倾向。全部病程为 1～2 年。多为单侧发病。左侧多于右侧。

35.1.2 病因病理

（1）西医病因病理

肩周炎病因不十分清楚，一般认为与下列因素有关：①肩部软组织的退变：如肩峰下滑囊炎、冈上肌腱炎、肱二头肌长头腱鞘炎等。退变使肩周组织充血、水肿、肥厚，组织缺乏弹性，而限制了盂肱关节的活动。②肩部创伤：如肩部骨折、脱位及软组织损伤，一方面肩部软组织损伤出血，另一方面由于治疗的需要，又必须做较长时间的肩部固定，使肩部组织产生炎症，形成粘连。③长期劳损：可造成肩部软组织的慢性损伤，又可加速其退变。④内分泌紊乱：此类病人大多发生于更年期，由于内分泌紊乱，可引起肩周组织充血、肿胀，加重病变的进展。⑤感受风寒：寒冷的刺激亦可加剧肩周的无菌性炎症过程。肩周炎的发生是以上因素综合作用的结果。

（2）中医病因病机

中医认为年老体衰，肝肾不足、气血虚损，筋骨失于濡养，加之长期劳累，又因肩部露卧受凉，寒凝筋膜而致。日久则筋脉粘连，不能活动。故气血虚损，血不荣筋为内因，风寒湿邪侵袭为外因。

35.1.3 临床表现

肩关节周围炎的主要症状是逐渐加重的肩部疼痛及肩关节活动障碍。疼痛一般位于肩前外侧，有时可放射到肘、手及肩胛区，但无感觉障碍。上肢外展，外旋及后伸活动时疼痛加重，夜间疼痛较重，影响睡眠。急性期不敢侧卧于病侧肩。穿上衣时耸肩或肩内旋时均增加疼痛。不能梳头洗脸，患侧手不能摸背，肩部受凉后亦可使疼痛加重。持续疼痛可引起肌肉痉挛，病程长可引起肌肉萎缩。有时因并发上肢血循环障碍或血管痉挛而出现前臂与手部肿胀、发凉以及手指活动疼痛等症状。肩部前、后肩峰下及三角肌止点等处有压痛，而以肱二头肌长头腱部压痛更为明显。肩关节各个方向的活动均受限，但以外展及内、外旋更为严重。

35.1.4 临床诊断

(1) 西医诊断

肩关节周围广泛疼痛，可放射至肘、腕，夜间及受凉后疼痛加重，可影响睡眠，病情重者往往轻微碰撞或活动就可造成严重疼痛。肩关节周围可触及广泛疼痛，肩关节前屈、后伸、内旋，尤其是外旋功能明显受限。X线检查：早期一般无明显改变，少数病人可发现肩肱关节间隙缩小。晚期可出现肱骨头的骨质疏松，为失用性脱钙。

(2) 中医诊断

肩周炎属中医痹证范畴，其辨证，一是要辨邪气的偏盛，二是要辨别虚实。一般说来，痹证新发，风、寒、湿、热之邪明显者为实；痹证日久，耗伤气血，损及脏腑，肝肾不足为虚；病程缠绵，日久不愈，常为痰瘀互结，肝肾亏虚之虚实夹杂证。

35.2 电针技术在肩关节周围炎中的临床应用

技术一

取穴 病在太阳经，肩贞配后溪；病在阳明经，肩髃配曲池合谷；病在少阳经，肩髃配中渚。

操作规程 针刺提插捻转得气后，接上治疗仪，频率100～150次/分，用疏密波，电流强度以能耐受为度，时间20～30分钟，出针后拔罐10分钟，每日1次，10次为1个疗程，疗程间隔5天，拔罐3～5天为一次。

技术二

取穴 健侧肩前、肩髃、肩髎、外关、合谷。配穴：肩贞、曲池、阳陵泉。

操作规程 进针得气后，局部一对主穴接电疗机，外关、合谷接另一对电极用连续波，先予高频（>50Hz）刺激10分钟，后改为低频（2～10Hz）刺激，强度以局部肌肉跳动为度，刺激时间45分钟，隔日治疗1次，10次为1个疗程，针后加用手法按摩。

按语

电针对肩周炎有良好效果，特别对病程较短者疗效显著。若患者年高体弱，病程日久，病变关节粘连，虽肩关节疼痛不明显，但活动受限，则疗效较差，需结合推拿疗法，以提高疗效。也可配合温针、火罐、小针刀、推拿、穴位注射等共同施治，同时加强功能锻炼，才能取得好的疗效。

36 牙痛

36.1 概述

36.1.1 概念

牙痛是指牙齿因各种原因引起的疼痛而言，为口腔疾患中常见的症状之一。

36.1.2 病因病理

（1）西医病因病理

牙痛大多由牙龈炎、牙周炎、蛀牙或折裂牙而导致牙髓（牙神经）感染所引起的。牙痛属于牙齿毛病的外在反应，有可能是龋齿、牙髓或犬齿周围的牙龈被感染，前臼齿出现裂痕也会引起牙痛，有时候仅是菜屑卡在牙缝而引起不适。另外，牙痛也可能是由鼻窦炎引发。

（2）中医病因病机

风热侵袭风火邪毒侵犯，伤及牙体及牙龈肉，邪聚不散，气血滞留，气穴不通，瘀阻脉络而为病。并且，手、足阳明经脉分别为下齿、上齿，大肠、胃腑积热或风邪外袭经络，郁于阳明而化火，火邪循经上炎而发牙痛。肾主骨，齿为骨之余，肾阴不足，虚火上炎亦可引起牙痛。亦有多食甘酸之物，口齿不洁，垢秽蚀齿而作痛者。因此，牙痛主因是气血的通畅与否，次之与手足阳明经和肾经有关。

36.1.3 临床表现

牙痛是一种常见疾病。其表现为：牙龈红肿、遇冷热刺激痛、面颊部肿胀等，有时可伴有牙龈发痒或发胀感，口臭明显。

36.1.4 临床诊断

（1）西医诊断

牙痛伴有龋齿、牙髓炎、冠周炎、牙周炎、牙本质过敏等相应的症状、体征即可作出诊断。

(2) 中医诊断

牙痛剧烈，齿龈肿胀，兼行寒身热，苔薄白，脉浮数为风火牙痛；牙痛甚剧，牙龈红肿，兼口臭便秘，或牙宣肿胀，出血出脓，苔黄脉洪者为实火牙痛；牙痛隐隐，时作时止，常在夜间加重，齿龈微肿或松动，口不臭，可兼头晕耳鸣、腰膝酸软，舌红，脉细或数。

36.2 电针技术在牙痛中的临床应用

取穴 颊车、下关、合谷，风火牙痛配外关、风池；实火牙痛配内庭、二间；虚火牙痛配太溪、行间。

操作规程 毫针刺入，得气后用脉冲电流，选用密波，通电 20 ~ 30 分钟，每日 1 ~ 2 次，直至缓解为止。

按语

牙痛原因很多，电针治疗有较好的镇痛效果，但应同时针对病因治疗，注意口腔卫生，若防护得当，可减少发作。

37　慢性咽炎

37.1　概述

37.1.1　概念

慢性咽炎为咽黏膜、黏膜下及淋巴组织的慢性炎症。弥漫性咽部炎症常为上呼吸道慢性炎症的一部分；局限性咽部炎症则多为咽淋巴组织炎症。本病在临床中常见，病程长，症状容易反复发作。

37.1.2　病因病理

（1）西医病因病理

急性咽炎的反复发作是导致慢性咽炎的主要原因。咽部邻近的上呼吸道病变如鼻腔、鼻窦、鼻咽部的慢性炎症，可因炎性分泌物经后鼻孔倒流至咽部刺激咽部黏膜；慢性鼻炎、鼻中隔偏曲、慢性鼻窦炎、腺样体肥大、鼾症或鼻腔鼻窦及鼻咽部占位性病变等疾病由于影响鼻腔通气，造成长期张口呼吸，引起咽部黏膜长期过度干燥而导致慢性咽炎。

（2）中医病因病机

中医学认为，本病常由热病过后，余邪未清，邪滞肺金；或由肺肾亏损，津液不足，循经上蒸，熏蒸咽喉，咽失濡养而成。

37.1.3　临床表现

慢性咽炎多见于成年人，儿童也可出现。全身症状均不明显，以局部症状为主。各型慢性咽炎症状大致相似且多种多样，如咽部不适感、异物感、咽部分泌物不易咯出、咽部痒感、烧灼感、干燥感或刺激感，还可有微痛感。由于咽后壁通常因咽部慢性炎症造成较黏稠分泌物黏附以及由于鼻、鼻窦、鼻咽部病变造成夜间张口呼吸，常在晨起时出现刺激性咳嗽及恶心。由于咽部异物感可表现为频繁吞咽。咽部分泌物少且不易咳出者常表现为习惯性的干咳及清嗓子咯痰动作，若用力咳嗽或清嗓子可引起咽部黏膜出血，造成分泌物中带血。

37.1.4　临床诊断

(1) 西医诊断

慢性咽炎可有急性咽炎史或慢性咽炎急性发作史；自觉咽部不适，常有干燥、灼热、疼痛、刺痒和异物感等症状；慢性单纯性咽炎黏膜暗红，血管扩张，咽壁有少量黏稠分泌物；慢性肥厚性咽炎，黏膜弥漫性充血，深红色，以黏膜肥厚为特征；萎缩性咽炎早期黏膜干燥有薄痂；黏膜萎缩明显时，咽后颈椎清晰可见。

(2) 中医诊断

阴虚火炎型：咽部不适，痛势隐隐，有异物感，黏痰量少，伴有午后烦热，腰腿酸软，舌质红，脉象细数。

痰阻血瘀型：咽部干涩，刺痛，咽肌膜深红，常因频频清嗓而恶心不适。舌质红，苔黄腻，脉滑而数。

阴虚津枯型：咽干痒甚，灼热燥痛，饮水后痛可暂缓，异物感明显，夜间多梦，耳鸣眼花。舌质红少津，脉细数。

37.2　电针技术在慢性咽炎中的临床应用

技术一

取穴　人迎、孔最、太冲、合谷、丰隆、足三里。

操作规程　刺人迎穴时，医者用拇指将颈总动脉轻轻外推，以免刺伤动脉，而后进针1~1.5寸，轻捻转提插，得气使针感传到咽喉及胸部更佳。肢体穴常规针刺，左右侧交替针刺，足三里行补法。每8分钟行针1次。接治疗仪，用连续波通电30分钟，电流强度以能忍受为宜，人迎穴电流量应适当小些。患者自感颈部电针震颤深达咽喉部甚佳。每日1次，6天为1个疗程，疗程间休息6天，并内服咽喉散。

技术二

取穴　廉泉、天突、合谷、太渊。

操作规程　针刺得气后，通电针仪，波形选用密波，中等强度刺激。每次15~20分钟，每日1次，10次为1个疗程。

技术三

取穴　天突、颈4~5椎旁敏感点。

操作规程 针刺得气后，接电针仪，用疏密波，电流强度以能忍受为度，每日 1 次，10 次为 1 个疗程。

按语

慢性咽炎是一种常见的咽喉部疾病，病因复杂，迁延难愈，易反复发作。使用电针疗法，在减轻症状，缩短病程等方面，常可见到一定效果。该病由于有特殊的咽部不适感，在与有类似症状的咽部肿瘤鉴别之外，应做好患者的思想工作，避免其产生误以为是肿瘤的思想负担、同时要求耐心治疗，并戒除有害因素，如戒烟酒、不食辛辣刺激食物、避免感冒等，以期达到治愈目的。

38 抽动秽语综合征

38.1 概述

38.1.1 概念

抽动秽语综合征又称多发性抽动-发音综合征，是一组主要发病于儿童期，原因未明，以多种运动和发声抽动为主要表现，并伴有强迫、多动等行为和情绪障碍的疾病，许多患儿症状迁延、治疗困难甚至延续到成人导致终身疾患。中医属“惊风”、“瘛疭”等证范畴。

38.1.2 病因病机

（1）西医病因病理

现代医学对本病的病因尚未完全明确，多数学者推测可能是遗传因素、神经生理、神经生化及环境因素等相互作用的结果。

（2）中医病因病机

中医学认为，本病是由于五志过极，化火生风而致肝风内动；或六淫致风阳翕张，风为阳邪，善行数变，肝为风木之脏，“其声为呼”、其变动为握“而致抽搐、秽语。或由久病体虚，或平素脾虚气弱，脾虚肝亢，肝木乘土，引起风动痰生。如抽动日久，阴血内耗，精血不足，水不涵木，出现阴虚风动。

38.1.3 临床表现

抽动秽语综合征多表现为眨眼、噘嘴、动鼻、做怪相、口唇抽动，紧张时或旁人注意时加剧，睡眠时消失。病情进展，抽搐加重并累及颈、肩、四肢甚至全身，做伸颈、点头、耸肩、踢脚等怪异动作。

38.1.4 诊断

（1）西医诊断

①儿童期起病，男孩多见，好发于 2～12 岁小儿，部分家族有类似疾病患者。②起病多从面部开始，表现为眨眼、噘嘴、动鼻、做怪相、口唇抽动，紧张时或旁人注意时加剧，睡眠时消失。③病情进展，抽搐加重并累及颈、肩、四肢甚至全身，做伸颈、点头、耸肩、踢脚等怪异动作。抽动为发作性，每日数 10

次至数百次。④抽搐累及呼吸肌和吞咽肌时，可发出各种声音，甚至发出骂人词句。⑤抽动不影响正常生活，不影响智力。⑥少部分脑电图有非特异性慢波或中央区棘波，但无临床癫痫发作。

（2）中医诊断

1）辨实证与虚证：实证起病较急，病程较短，抽动强劲有力，频频发作；虚证起病缓慢，或由实转来，病程较长，抽动无力，时发时止。

2）辨风火痰湿与肝脾肾关系：本病其标在风火痰湿，其本在肝脾肾三脏，尤与肝最为密切。气郁化火者，病初多为肝阳上亢，属实证，其面红耳赤，急躁易怒，抽动频繁，舌红苔黄；脾虚痰聚者，为本虚标实，虚实夹杂，其面黄体瘦，胸闷作咳，抽动无常，舌淡苔白或腻；阴虚风动者，为肝肾不足，属虚证，其形体消瘦，两颧潮红，抽动无力，舌红苔少。

38.2 电针技术在抽动秽语综合征中的临床应用

技术一

取穴 百会、印堂、风池、内关、太冲、太溪。阴虚阳亢加三阴交、侠溪穴；心脾两虚加心俞、脾俞；痰热内扰加大陵、丰隆；烦躁不安加照海、神庭穴；食欲不振配中脘、足三里穴。

操作规程 每次选穴 3～5 穴。通电 10～15 分钟，用疏密波，每日 1 次，10 次为 1 个疗程。

技术二

取穴 耳穴：心、肝、肾、皮质下、肾上腺、交感、枕。

操作规程 两耳交替使用，针刺后加电针仪，通电 20 分钟。每日 1 次，25 次为 1 个疗程。

按语

多发性抽动症属中医“惊风”、“瘛疭”范畴，其病变机制主要涉及肝肾以及经络气血，尤与肝的关系密切。“诸风掉眩，皆属于肝”。肝肾不足，精血亏虚而筋脉失养，约束不能而莫能自主，乃为一过性疾病。用电针能使病人脑微循环加快。电针刺激了引起神经核脑膜效应，影响和改善肢体和脑部功能，从而改善临床症状。头针是治疗本病的主要部位，它具有兴奋调节神经系统，改善脑血液循环的作用，从而可能影响中枢神经介质改变，使纹状体中多巴胺能系统中多巴胺活动保持平衡而达到治疗效应。

39 小儿遗尿

39.1 概述

39.1.1 概念

遗尿，亦称尿床，是指5岁以上的小儿睡眠中经常小便自遗，醒后方觉的一种病证。本病多见于10岁以下的小儿，也有病情反复延至更大年龄者。迁延不愈者可使儿童精神抑郁，影响身心健康。5岁以下的小儿，由于脏腑未坚，对排尿的自控能力差，常可出现遗尿；学龄期儿童，由于睡前多饮，或疲劳酣睡，偶有睡中遗尿者，均不属病态。

39.1.2 病因病理

（1）西医病因病理

从发病原因上来看，小儿遗尿分有原发性遗尿和继发性遗尿两种。原发性遗尿，在遗尿小儿中占大多数，一般无器质性疾病，是由于膀胱控制排尿的功能发育不良所致。继发性遗尿多由于精神创伤或行为问题，这种情况常为间歇性或一过性遗尿；还有继发于膀胱或全身疾病如泌尿道感染、糖尿病、尿崩症、镰状细胞贫血等。

（2）中医病因病机

下元虚寒，肾气不足；脾肺气虚，膀胱失约；肝经湿热，热迫膀胱。此外，有些患儿日间疲劳过度，致夜间睡眠过深，呼叫不应，或自幼缺乏教育，没有养成夜间起床排尿的习惯，或骤然更换新环境，或因蛲虫感染，至夜爬出肛门外，刺激前阴等。

39.1.3 临床表现

年龄在5岁以上，睡眠较深，不易唤醒，每夜或隔天发生尿床，甚则每夜遗尿1~2次以上者。

39.1.4 临床诊断

(1) 西医诊断

年龄在5岁以上。睡眠较深，不易唤醒，每夜或隔天发生尿床，甚则每夜遗尿1~2次以上者。尿常规和尿培养多无异常发现。X线检查部分患儿可发现隐性脊柱裂，或作泌尿系造影可见畸形。

(2) 中医诊断

遗尿的辨证重在辨其虚实寒热。遗尿日久，小便清长，量多次频，兼见形寒肢冷，面白神疲，乏力自汗者多为虚寒；遗尿初起，尿黄短涩，量少灼热，形体壮实，睡眠不宁者多为实热。虚寒者多责之于肾气虚弱、下元虚冷和脾肺气虚、膀胱失约；实热者多责之于肝经湿热、热迫膀胱。临床所见，虚寒者居多，实热者较少。

39.2 电针技术在小儿遗尿中的临床应用

取穴 百会、中极、关元、足三里、三阴交。

操作规程 百会穴沿头皮向后斜刺0.5~0.8寸；关元、中极针尖稍向下斜刺1~1.2寸，使针感下传阴部；足三里、三阴交直刺1~1.2寸，行捻转补法，针刺得气后接电针仪，用连续波，中等量刺激，留针30分钟，留针时可用TDP照射关元，隔日1次，5次为1个疗程。

按语

电针治疗遗尿有很好的疗效，尤以大脑皮质失调，营养不良，感受风寒者，可在3~5次治疗后明显好转，10次以上无效则说明有其他致病因素，应查明原因再做治疗。电针取穴多以腰骶部及腹部为主，也有以头针为主，通过神经纤维的传导，直接作用于支配膀胱的低级中枢或高级中枢，起到对神经功能的调整作用，达到治愈目的。但是由于本病复发率高，故在控制症状后，应继续坚持治疗一段时间，以巩固疗效。

40 带状疱疹

40.1 概述

40.1.1 概念

带状疱疹指生于腰肋间的疱疹性皮肤病。亦名蛇串疮、火带疮、蛇缠疮、蛇丹。因该病在皮肤上出现成簇水疱；痛如火燎，每多缠腰而发，故而得名。如患本病，有时疼痛可持续1～2个月，甚至更长时间。或伴有轻度发热，疲乏，纳差等全身症状。

40.1.2 病因病理

（1）西医病因病理

水痘-带状疱疹病毒为本病的致病病原体，侵犯儿童可引起水痘，在成年人及老年人则引起带状疱疹。机体患水痘后为不全免疫，病毒可长期潜伏于脊髓神经后根神经节或三叉神经节内，不能被体内的高效价抗体清除，当机体免疫力低下时，诱发带状疱疹。而患带状疱疹后则为完全免疫，很少复发。病毒经空气传播进入呼吸道中繁殖，经区域淋巴结侵入血循环，扩散在身体各部位（潜伏期12～17天），全身出现斑丘疹和水疱，这就是儿童的水痘，此时病毒沉着于上皮样细胞中，而呼吸道及痘瘢均可为传染源。水痘痊愈后，少数潜伏在神经节细胞中的病毒，可在若干年之后在某些激惹情况下活化，沿着感觉神经轴索下行到神经支配的皮肤黏膜的细胞内增殖，发生串珠状水疱疹，并按神经分布形成带状。

（2）中医病因病理

带状疱疹多因风热之邪侵犯心肝二经，或湿热困脾所致。

40.1.3 临床表现

起病突然，症见患部皮肤发红，红疹集簇，烧灼刺痛，继而出现水泡，小如粟米，大如黄豆，疱液初呈透明，后转浑浊；或间有出血或坏死。

40.1.4 临床诊断

(1) 西医诊断

发病前可有发热、全身不适等前驱症状。患侧皮肤开始有烧灼感、疼痛，局部张力增加。继之皮肤陆续出现不规则红斑，成簇的疱疹，呈粟粒大小透明水疱，周围有红晕，7～10天结痂脱落，多数2～4周愈合。对一些临床上诊断有困难的病例，可用细胞学或组织学辅助诊断。如进行组织培养，基本上与单纯疱疹同，用免疫荧光技术测定血清抗体以及水疱内含有补体结合抗原。细胞涂片早期见到深染色核的巨细胞，亦见于溃疡或水疱基底的组织标本中。

(2) 中医诊断

脾经湿热：肝气郁结，化火妄动，脾经湿热外溢皮肤而生。

血虚肝旺：多见年老体弱者，疼痛剧烈，日久才能消失。

40.2 电针技术在带状疱疹中的临床应用

技术一

取穴 患病局部。

操作规程 以疱疹分布密集部为中心。插入1针为正极，其余3或4针以等分圆的形式（直径≤5cm）分别刺入周围皮肤为负极，可直刺或针尖向正极方向斜刺，用电针仪将3或4根正极接在同一中心针上，负极分别接在周围针上，用密波，强度以能耐受为度，每次2小时，如疱疹面积过大，可考虑多分布几个围刺法。

技术二

取穴 主穴：相应同侧夹脊穴、疱疹周围、足三里。配穴：阿是穴（神经痛处）。头面部加合谷；腰以上加曲池；腰以下加阳陵泉；肝经郁热加行间；脾虚湿蕴加阴陵泉；气滞血瘀加太冲、血海。

操作规程 取皮损相应同侧夹脊穴，用1～1.5寸毫针斜向脊柱刺入0.8寸；皮损局部用1寸针呈25°～30°朝疱疹方向斜刺，一般针间距1～1.5寸，取夹脊穴与阿是穴，分别接上电针仪，用连续波，电流强度以病人能耐受为度，配以TDP照射局部。每次1小时左右，每日1次，针后用艾条在夹脊及疱疹处灸治30分钟。

按语

电针治疗带状疱疹多以局部病灶的围刺为主，围刺毫针数量不宜过少，多时可加 10 支以上，电针刺激量不宜过强。配穴多用相应夹脊穴，针刺时针感最好达患部，也可辨证加用四肢穴。可同时配合灸法，以加快疱疹结痂消退，水疱明显可用三棱针刺破减轻疼痛。如疼痛剧烈，可适当延长每次治疗时间或增加治疗次数。

带状疱疹状神经节综合征常引起耳部疱疹、面瘫及内耳功能障碍。可取穴阳白、四白、听会、太阳、翳风、地仓、颊车、下关、合谷、太冲。针刺得气后接治疗仪疏密波刺激 30 分钟。配合局部拔罐及梅花针叩刺，每日 1 次，同时服中药柴胡解毒汤，有较好疗效。

对带状疱疹后遗的肋间神经痛，可取原病损部位进针 6～8 针，25°斜刺进针 1 寸，略加提插。取相应夹脊穴进针 1 寸，支沟、阳陵泉进针 1 寸，用泻法。然后接通电针仪，用连续波或密波。在用皮肤针轻叩疼痛区域后加拔火罐 5 分钟，每日 1 次，10 次为 1 个疗程，可取得 72% 的疗效。

41 荨麻疹

41.1 概述

41.1.1 概念

荨麻疹是一种常见的皮肤病，系多种不同原因所致的一种皮肤黏膜血管反应性疾病。表现为时隐时现的、边缘清楚的、红色或白色的瘙痒性风团，中医称“瘾疹”，俗称“风疹块”。

41.1.2 病因病理

(1) 西医病因病理

过敏、自身免疫、药物、饮食、吸入物、感染、物理刺激、昆虫叮咬等原因引起肥大细胞依赖性和非肥大细胞依赖性导致的炎症介质（组胺、5-羟色胺、激肽及慢反应性物质等）的释放，造成血管扩张、血管通透性增加、炎症细胞浸润。

(2) 中医病因病机

中医学认为，本病总由禀赋不足，卫外不固，受外界邪毒而诱发。或风热、风寒外袭肌表，营卫不和；或鱼虾、荤腥发物，肠寄生虫等肠胃湿热蕴积，内不得疏泄，外不得透泄，郁于皮毛腠理之间而发；或由情志不畅，冲任失调，复感风邪搏于肌肤。平素体畅，或久病耗伤气血，卫气失固，血虚生风，常致病情顽固。“无风不作痒”，根据本病奇痒难忍的特点，中医认为风邪为本病的主要病因。

41.1.3 临床表现

皮疹为发作性的皮肤黏膜潮红或风团，风团形状不一、大小不等，颜色苍白或鲜红，时起时消，单个风团常持续不超过24～36小时，消退后不留痕迹。自觉瘙痒剧烈，少数伴发热、关节肿痛、头痛、恶心、呕吐、腹痛、腹泻、胸闷、气憋、呼吸困难、心悸等全身症状。

41.1.4 临床诊断

(1) 西医诊断

①突然发作，皮损大小不等，形状大小不一，呈水肿性斑块，境界清楚。②皮疹时起时落，剧烈瘙痒，发无定处，退后不留痕迹。③部分病例可有腹痛腹

泻，或有发热，关节痛等。严重者可有呼吸困难，甚至窒息。④皮肤划痕试验阳性。

(2) 中医诊断

风寒型：风团色白或淡红，稍沾冷水则可诱发，瘙痒异常，遇冷当风则加剧，遇热可减轻，口不渴，可伴有发热恶寒。舌淡苔白，脉浮缓。

风热型：风团色红，连接成片，暴痒难忍，可有针刺样灼热感，遇热稍减，伴自汗口渴，甚则发热烦躁。舌红苔黄，脉浮数。

气虚型：风团如豆瓣大，成片，疹色与肤色一致，伴倦怠乏力，动则汗出。舌淡胖，脉弱。

血虚型：风团形似豆瓣，边缘红晕色淡，皮肤干燥，伴面色无华，头晕失眠。舌淡苔薄，脉细。

湿热型：风团鲜红或中央色白、边缘鲜红，搔抓之后，皮肤迅即潮红水肿，局部或全身瘙痒及热感，伴恶心呕吐，头晕。舌淡苔白或黄腻，脉滑数。

血瘀型：大片风团遍布全身，色红，时起时消，历久不愈，瘙痒难忍，烦躁，便秘。苔薄黄，脉弦细。

41.2　电针技术在荨麻疹中的临床应用

技术一

取穴　曲池、血海、足三里。

操作规程　进针得气后，平补平泻，剧烈瘙痒，发疹后用泻法。然后用半导体间断电流刺激器，将电针机的两条输出线分别连在两根针柄上，用疏密波，通电 2～3 分钟后，可适当加大电流量，每次 10 分钟，每日 1 次。

技术二

取穴　主穴：合谷、外关、曲池、血海、足三里、三阴交、太冲。配穴：膈俞、肺俞、大肠俞。

操作规程　每次取 3～5 穴，交替使用。用 1～2 寸毫针刺入，行泻法，得气后接电针，用疏密波，强度以能耐受为度，留针 10～15 分钟，每日 1 次，6 次为 1 个疗程。

按语

电针治疗荨麻疹效果较好，主要对急性期瘙痒症状和荨麻疹不易消退等症状尤为有效，电针疗法可疏通经络气血，舒缓经脉阻滞和消除病因对气血运行的干扰而达到消疹止痒，调气和血，疏散风邪之功。电针有增强机体免疫功能，使机体对致敏物质反应性降低，使免疫细胞不分泌或少分泌组胺、缓激肽、慢反应物质等作用，故临床应用有良效。

42 痤疮

42.1 概述

42.1.1 概念

痤疮是毛囊皮脂腺单位的一种慢性炎症性皮肤病，主要好发于青少年，对青少年的心理和社交影响很大，但青春期后往往能自然减轻或痊愈。临床表现以好发于面部的粉刺、丘疹、脓疱、结节等多形性皮损为特点。

42.1.2 病因病理

（1）西医病因病理

痤疮的发生主要与皮脂分泌过多、毛囊皮脂腺导管堵塞、细菌感染和炎症反应等因素密切相关。进入青春期后人体内雄激素特别是睾酮的水平迅速升高，促进皮脂腺发育并产生大量皮脂。同时毛囊皮脂腺导管的角化异常造成导管堵塞，皮脂排出障碍，形成角质栓即微粉刺。毛囊中多种微生物尤其是痤疮丙酸杆菌大量繁殖，痤疮丙酸杆菌产生的脂酶分解皮脂生成游离脂肪酸，同时趋化炎症细胞和介质，最终诱导并加重炎症反应。

（2）中医病因病机

中医学认为，本病可因肺胃郁热，上蒸颜面；或因风热外侵；或因饮食偏嗜，过食辛辣肥甘、香燥炙炸之品，以致脾胃积热生痰，气血瘀滞，且蕴久成毒，热毒上攻，溢于肌表而成痤疮。

42.1.3 临床表现

皮损好发于颜面，胸背部多脂区，对称分布；皮损形态多样，可见黑头粉刺、丘疹、脓疱、结节、脓肿等，往往以1或2种损害为主；多无自觉症状，症状明显时有轻微痒痛感。

42.1.4 诊断

（1）西医诊断

根据青少年发病、皮损分布于颜面和胸背部、主要表现为白头、黑头粉刺、炎性丘疹、脓疱等多形性皮损等特点，临床易于诊断，通常无需做其他检查。有时需要与酒渣鼻、颜面播散性粟粒性狼疮、皮脂腺瘤等鉴别。临床上根据痤疮皮损性质和严重程度将痤疮分为3度、4级：1级（轻度）：仅有粉刺；2级（中度）：除粉刺外，还有一些炎性丘疹；3级（中度）：除粉刺外，还有较多的炎性丘疹或脓疱；4级（重度）：除有粉刺、炎性丘疹及脓疱外，还有结节、囊肿或瘢痕。

（2）中医诊断

肺经发热证可见粉刺色红，或有痒痛，颜面潮红。舌红苔薄黄，脉浮数；湿热蕴结证可见皮疹红肿疼痛，或有脓疱，胸脘痞闷，口臭纳呆，腹胀便秘，尿黄。舌红，苔黄腻，脉滑数；痰湿凝结证可见皮疹暗红，反复发作，或结成囊肿。神疲乏力，纳呆便溏。舌淡胖，苔白腻，脉濡滑。

42.2 电针技术在痤疮中的临床应用

技术一

取穴 曲池、合谷。肺经风热加鱼际、大椎；脾胃湿热加足三里、阴陵泉；冲任不固加中级、三阴交。

操作规程 毫针刺用泻法，并用治疗仪强度以病人能够耐受为宜。每天1次，每次20分钟，8天为1个疗程。配合三棱针点刺肺俞、膈俞和心俞、肝俞两组穴，交替进行，再拔罐5分钟。

技术二

取穴 曲池、合谷、足三里、阴陵泉。

操作规程 前两穴用捻转泻法，后两穴进针后接电针治疗仪。以上穴位均留针20分钟。隔日治疗1次，10次为1个疗程，配用中药参苓白术散加升麻、白芷内服。主治脾虚湿热型痤疮。

按语

电针治疗痤疮有一定疗效，但疗程稍长，一般需10~20次治疗方可见效。如病变时间长、形成脓疱、结节、脓肿等，可配合刺血拔罐法，以加强活血化瘀作用。选穴多取以多气多血的手阳明经穴，但由于本病与内分泌失调有关，故应配以冲任脉之穴及相关足阳明、足少阴经穴。亦可配用辨证取穴用电针时可选用疏密波或断续波，以便泻出湿热及热毒之邪。